池谷医院院长 · 医学博士

（日）池谷敏郎 著

张军 译

内脏脂肪

减脂术

北方联合出版传媒（集团）股份有限公司

辽宁科学技术出版社

前　言

　　人类的平均寿命逐年延长，日本厚生劳动省公布的《简易生命表》显示，2020年日本人平均寿命为女性87.74岁，男性81.64岁，这两个数字均创下了历史新高。根据世界卫生组织（WHO）2022年发布的世界卫生统计（World Health Statistics）报告，日本被确认为平均寿命最长的国家，实至名归地成为世界第一长寿国家。这一事实也证明了人生"100岁时代"的概念并非虚构。

　　另一方面，日本厚生劳动省发布的2020年日本人的健康寿命数据显示，日本男性为72.68岁，女性为75.38岁。"健康寿命"是指无须护理或没有卧床不起等情况，能进行正常生活的时间长度。平均寿命与健康寿命之间的差距，揭示了因患有某些疾病而导致的非健康期间。这个差距越小，意味着一个人在生命的晚期也能维持较好的健康状况，即使很长寿，但如果她（他）的非健康期间过长，也不足以代表一个幸福的晚年。

那么，为了尽可能地延长健康寿命，我们能做些什么呢？在此，我想着重讨论体脂肪（皮下脂肪、内脏脂肪和异位性脂肪）的问题。特别是，过量的内脏脂肪和异位性脂肪不仅会导致生活方式相关疾病，还会导致脑卒中、心肌梗死、癌症和痴呆症等重大健康风险。同时，皮下脂肪的过度积累不仅可能影响形象，让人显老，还可能引发膝盖疼痛等健康问题。因此，体脂肪的有效管理是保持健康的重要指标之一。

亲爱的读者们，不妨现在就捏捏自己的腹部。如果你突然惊呼："哎呀，有赘肉！"那么这或许是个幸运的发现。因为现在正是采取措施减少多余体脂肪、预防潜在疾病、延长健康寿命的绝佳时机！

本书将详细阐述去除多余体脂肪的益处，并揭示这一过程中的乐趣所在。

每当"减肥"一词被提起，人们往往会立即想到"最有效的方法就是节食"。然而，我们不可忽视"食欲"，它是一种生理本能。因此，单纯地"不吃东西"不仅违背自然，而且效果并不理想，更不会带来愉悦感。虽然控制饮食确实能够减轻体重，但如果方法不当，可能会导致肌肉量同时减少。这可能让你在外表上看起来很瘦，但仔细观察就会发现，皮肤变得松弛了，失去了原有的弹性，面色也变得暗淡了。这种状态显然与"健康"相去甚远。此外，体重的"反弹"现象也是屡见不鲜的。

要减少体内多余的脂肪，关键在于吃得科学！重要的不仅仅是"吃什么"，更在于"怎么吃"。

本书"饮食篇"中介绍的方法旨在培养一种可持续的生活习惯，它不仅能够帮助您达到理想体重，还能在之后的日子里保持体重，有效避免体重反弹，自然也就减少了不必要的脂肪积累。这无疑有助于我们远离与生活方式有关的疾病，同时真正延长我们的"健康寿命"。

此外，适度运动同样不可或缺。本书中推介的锻炼方法简单易行，目的是让您在享受运动的同时，能够持之以恒。毕竟，日常生活的质量很大程度上取决于我们的态度。我坚信，您很快就能将这些锻炼变成习惯。

在实践本书中介绍的"去除双脂"过程中，您可能会发现自己精力更加充沛，甚至产生想要与朋友共享健康饮食的念头，这些积极的心态将为您描绘出一个更加光明的未来。

本书所带来的益处远超"健康"二字。一个紧致平滑的腹部不仅让您看起来更年轻，还能让您的心态也焕发青春。您甚至有机会重新穿上那些几十年来未再穿过的简单服饰，比如白色T恤和牛仔裤。

如果能够同时减少皮下脂肪和内脏脂肪（包括异位性脂肪），您将能够体验到健康与青春的双重益处！

立即开始阅读本书，开启一段属于自己的年轻而灿烂的人生旅程吧。

池谷医院院长、医学博士
池谷敏郎

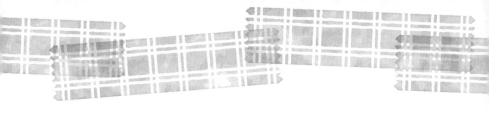

目　录

第二章

炎症很可怕
但其实"代谢"的问题更严峻

第三章

最强方法去除双脂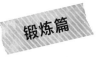

第四章
最强方法去除双脂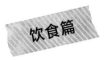

第五章
最强方法去除双脂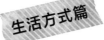

生活方式篇

第一章

让我们来认识一下
肥胖和脂肪

肥胖究竟是怎么回事儿？

■ 肥胖是体内脂肪堆积过剩的状态

"肥胖"这个词在我们的日常生活中频繁出现，以至于我们可能很少深入思考："肥胖到底是什么？"当被问及肥胖是什么时，我们才恍然意识到自己对其了解可能并不充分。那么，肥胖究竟指的是什么？是腹部不断增大，还是体重超过了健康标准？

所谓肥胖，是指"体内脂肪堆积过多的状态"。 如果一个人的体重较重，但肌肉比例高，这种情况并不被定义为肥胖。也就是说，问题不在于你的体重"多少"，而是你体内积累了多少脂肪。

许多人都希望通过减肥来改善健康或使自己更漂亮。而减肥的真正目的，是要减少那些不健康的"体内脂肪"。在后文中，我们将更深入地探讨体脂肪的问题。

■简而言之，肥胖是"暴饮暴食"的结果

我们摄入的食物中，有一部分会被肌肉和内脏细胞作为必需的"营养物质"吸收利用。然而，超出身体需求的糖分和脂肪往往会被转化为"脂肪"并储存于体内。当食物摄入量超过身体所需时，肌肉和内脏并不会相应增强，未被利用的多余能量会以脂肪的形式储存起来，从而导致体脂肪积累。体脂肪主要由脂肪细胞构成，这些细胞能够储存脂肪并随着脂肪的积累而膨胀。如果体重持续增长，**脂肪细胞可能会分裂，使得脂肪细胞的数量也随之增加。**

体脂肪主要有三大作用：

① 储存营养 ➡以防万一（饥饿状态等）；

② 保温 ➡隔绝外界空气，保持体温恒定，起到类似外套的作用；

③ 缓解压力和冲击 ➡减轻外力，起到缓冲和保护身体的作用。

这三大作用，无论缺少哪一个，都可能影响我们的健

康生活。体脂肪本身并非全无益处，问题在于过量的体脂肪积累，这才是对健康不利的。

■ 两种类型的肥胖

"肥胖"主要分为两大类：

首先是"皮下脂肪型肥胖（梨形肥胖）"，这种类型的肥胖表现为全身多处脂肪积聚，不仅限于腹部，还可能包括臀部、手臂、大腿等身体部位；其次是"内脏脂肪型肥胖（苹果形肥胖）"，其特征是腹部特别突出。若男性的腹围达到或超过85cm，女性的腹围达到或超过90cm，就可能被诊断为内脏脂肪性肥胖。

一般来说，男性较容易积累内脏脂肪，而女性则更倾向于皮下脂肪的积累。不过，女性在更年期之后，积累内脏脂肪的可能性也会增加。

随着年龄的增长，我们的体重往往会逐渐上升。有研究显示，20岁之后增加的体重，大部分是由脂肪组成的。体重的增量与脂肪的增量成正比。

皮下脂肪型肥胖与内脏脂肪型肥胖

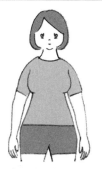 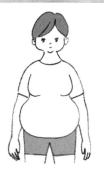

皮下脂肪型肥胖
（梨形肥胖）

脂肪不仅堆积在腹部，还堆积在全身，包括臀部、上臂、大腿等

内脏脂肪型肥胖
（苹果形肥胖）

男性腹围达到或超过85cm，女性腹围达到或超过90cm，脂肪堆积在腹部，腹部凸出型

男女的比例

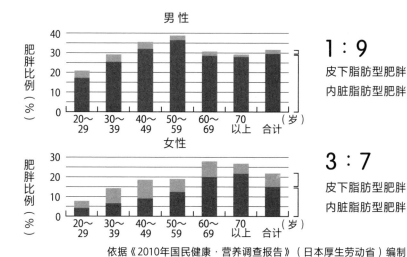

依据《2010年国民健康·营养调查报告》（日本厚生劳动省）编制

了解之后才能理解！
有关体脂肪的那些事儿

■ "体脂肪"究竟是什么？

那么，体脂肪究竟是什么呢？

简而言之，体脂肪可以分为三种类型。

① 皮下脂肪

皮下脂肪是存储在皮肤下方的脂肪组织。它起到维持体温、储存能量以及保护身体免受外界冲击的缓冲作用。

② 内脏脂肪

内脏脂肪主要积聚在腹部周围。腹部肥胖往往是内脏脂肪积累的结果，而腹围的测量是诊断"代谢综合征"（Metabolic Syndrome）的关键标准之一。

③ 异位性脂肪

异位性脂肪是指皮下脂肪和内脏脂肪之外的"第三种脂肪"，是未完全进入皮下脂肪和内脏脂肪等脂肪组织的脂肪，它们积聚在通常不会出现脂肪堆积的部位，如心脏和肝脏等器官及其周围，有时甚至积聚在肌肉等部位。

■ 皮下脂肪与内脏脂肪

皮下脂肪与内脏脂肪不仅在储存位置上有所区别，它们在身体中的功能以及过量积累所带来的后果也不尽相同。我们来详细了解一下这两种脂肪之间的差异。

许多人可能会认为内脏脂肪是"包裹在内脏器官周围的脂肪"，但实际上，那种蓄积在内脏器官上的脂肪被称为"异位性脂肪"。

内脏脂肪是附着在肠系膜上的脂肪，而肠系膜是位于胃和肠道周围的组织，负责固定肠道位置。这就是为什么内脏脂肪增多后，肠系膜所在的"腹部"周围会变得臃肿的原因。如果腹部肥胖，凸起明显，这可能意味着内脏脂肪的积累已经增多。

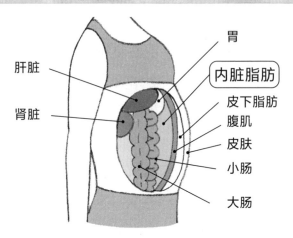

内脏脂肪堆积在哪里？

胃

内脏脂肪

皮下脂肪

腹肌

皮肤

小肠

大肠

肝脏

肾脏

皮下脂肪通常堆积在如上臂、臀部、大腿等平时不常活动的柔软部位。它很少在经常活动的部位积累，例如肘部、膝盖、手腕和脚踝等处。

那么，您是否清楚自己的体内脂肪主要分布在哪些部位？了解脂肪的堆积位置，有助于我们大致区分是皮下脂肪还是内脏脂肪。

如前所述，一般而言，内脏脂肪型肥胖在男性中更为常见，而女性则更多地表现为皮下脂肪型肥胖。这种差异是由雌激素引起的。雌激素不仅能使皮下脂肪层增厚，赋予女性更丰满的体态，还能抑制内脏脂肪的积累。这也可以理解为是身体为怀孕和分娩做的准备之一。

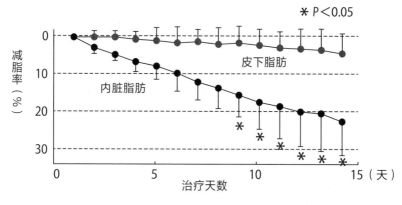

内脏脂肪与皮下脂肪在减重初期阶段的变化

Li Y,et al.Exp Biol Med.228,2003,1118–1123.

　　另一方面，女性绝经后，由于雌激素分泌水平下降，可能会更容易积累内脏脂肪。然而，皮下脂肪具有释放雌激素的能力，这有助于减缓内脏脂肪的积累速度，使其不像男性那样容易蓄积下来。内脏脂肪的过度积累是一个值得关注的问题，因为它比皮下脂肪更为活跃，其脂肪细胞可能释放出多种有害因子，对身体健康造成负面影响。

　　上图显示了在减重初期皮下脂肪与内脏脂肪的变化趋势。从图中可以观察到，尽管内脏脂肪较容易积累，但与皮下脂肪相比，其在减重过程中也更容易减少。因此，即便面临内脏脂肪的增加，鉴于其易于减掉的特性，我们仍有改善的希望。

■ 通过测量腹围与 BMI 来检查肥胖程度

内脏脂肪与腹围之间存在显著的相关性。因此，腹围的测量可以作为评估内脏脂肪堆积情况的一个初步指标。您还可以通过计算BMI（国际上用来衡量肥胖程度的一种指标），进一步确认自己的肥胖程度。

"内脏脂肪型肥胖"的数值

腹围　男性 ≥ 85cm
　　　女性 ≥ 90cm

BMI　　 ≥ 25

若将上述指标转换为内脏脂肪的面积，当BMI指数达到或超过25时，通常意味着内脏脂肪面积已达到$100\,cm^2$以上。您可以通过自我检查来评估自己的内脏脂肪状况，请参照下一页的说明进行测量和计算。即便被判定为"内脏脂肪型肥胖"，也无须过于忧虑。与皮下脂肪相比，内脏脂肪虽然容易积累，但也相对容易减少。本书介绍的"去除双脂法"将指导您如何快速有效地减少内脏脂肪的积累。

测量腹围与BMI

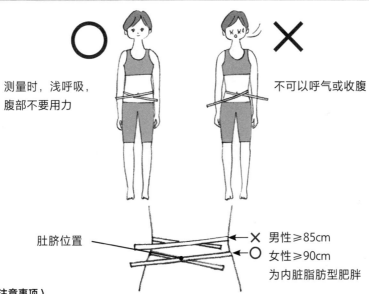

测量时，浅呼吸，
腹部不要用力

不可以呼气或收腹

肚脐位置

✕ 男性≥85cm
○ 女性≥90cm
为内脏脂肪型肥胖

〈注意事项〉
• 腹围并不是腹部最细的部分。
• 测量时，肚脐周围保持水平，不要让卷尺勒进腹部。

BMI=体重（kg）÷身高（m）÷身高（m）

（日本肥胖学会的肥胖度判定基准）

BMI	肥胖程度判定
BMI<18.5	体重过轻（偏瘦）
18.5 ≤ BMI < 25	正常体重
25 ≤ BMI < 30	肥胖（1级）
30 ≤ BMI < 35	肥胖（2级）
35 ≤ BMI < 40	肥胖（3级）
40.0 ≤ BMI	肥胖（4级）

"内脏脂肪很可怕"的真正原因

■肥胖常被称为万病之源

对我们来说，肥胖不仅会毁掉美丽的容颜与身材，还可能对健康造成负面影响，包括增加患严重疾病的风险。

肥胖常常会引发与生活方式密切相关的疾病，如糖尿病、高血压、血脂异常等。脂肪细胞既分泌有益物质又分泌有害物质，在正常状态下，这些物质之间会维持一种适当的平衡，然而，当肥胖导致脂肪细胞数量增加时，有害物质的分泌量也会上升。特别是内脏脂肪的积聚，被认为会进一步加剧这种不平衡。

这背后的原因是什么呢？接下来，让我们深入挖掘并详细了解。

本书中，您可能会遇到一些不太熟悉的专业术语，但我建议您尝试从自身角度出发，去理解这些术语，让它们与您的生活紧密相连。同时，也请您把这次阅读视为一个思考的机会，深入思考如何在未来更加周到地呵护和关爱自己的身体。

肥胖的不良影响

脂肪细胞的分泌物恶化

```
       脂肪细胞
          │ 分泌
     ┌────┴────┐
     ▼         ▼
  有益物质    有害物质

☑ 胰岛素的功能增强   ☑ 出现胰岛素抵抗
☑ 血压降低（稳定）   ☑ 血压升高（不稳定）
☑ 食欲不振          ☑ 血糖升高
                       │
                       ▼
                  有害物质增多！
```

脂肪细胞具备分泌有益物质和有害物质的能力。在正常情况下，这两种物质之间维持着一种恰当的平衡。但是，如果体内脂肪过多，即出现肥胖情况，那么有害物质的分泌量便可能增加，这可能会成为引发疾病的因素。

体重加重

体内脂肪若积累过量，体重便会随之上升。这种情况特别容易使腰部和膝部承受过大压力，提高受伤的风险。此外，过多的体脂肪还会对内脏器官施加压力，可能造成器官功能降低。

肥胖是各种疾病的温床

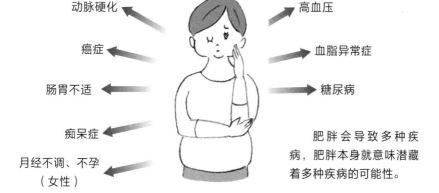

动脉硬化

癌症

肠胃不适

痴呆症

月经不调、不孕（女性）

高血压

血脂异常症

糖尿病

肥胖会导致多种疾病，肥胖本身就意味潜藏着多种疾病的可能性。

胰脏分泌一种名为**"胰岛素"**的激素，它会促进血液中的糖分（血糖）进入体内所有细胞，以保持血糖水平稳定在正常范围内。然而，研究表明，内脏脂肪的积聚会削弱胰岛素的效能。

这种效能降低的原因之一是"TNF-α"和"抵抗素"，两者均属于**"脂肪细胞因子"**，是那些由于它们的存在和过量分泌，正是阻碍胰岛素正常发挥作用，妨碍血糖被细胞吸收的关键因素。它是脂肪堆积而膨胀的脂肪细胞所释放出的生物活性物质。

当胰岛素的效能减弱时，身体可能会分泌更多的胰岛素来抑制餐后血糖水平的上升。这可能导致体内胰岛素的过量分泌，进而引发严重的低血糖现象，也就是所谓的**"血糖飙升"**。此外，胰岛素还促进脂肪细胞中脂肪的储存，胰岛素的过量分泌可能会加剧内脏脂肪的积累，形成一种恶性循环。长期下去，负责产生胰岛素的胰脏功能可能逐渐减弱，高血糖状态逐步转变为慢性疾病，最终导致2型糖尿病的发生。

内脏脂肪增多后导致糖尿病的过程

如果内脏脂肪过多……

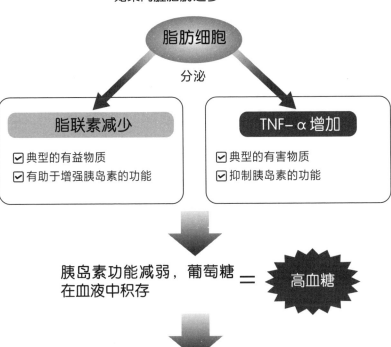

脂肪细胞

分泌

脂联素减少	TNF-α增加
☑ 典型的有益物质	☑ 典型的有害物质
☑ 有助于增强胰岛素的功能	☑ 抑制胰岛素的功能

胰岛素功能减弱，葡萄糖 在血液中积存 ＝ 高血糖

符合以下标准即可判定为糖尿病（糖尿病型）

判定项目	正常型	糖尿病型
非空腹血糖	< 6.105mmol/L	≥6.993mmol/L
非空腹血糖	<7.77mmol/L	≥11.1mmol/L
HbA1c※	<5.6%	≥6.5%

※指的是医学中的糖化血红蛋白，它表示血液中糖化血红蛋白的百分比，主要反映过去
1～2个月的血糖波动。

依据e-Health Net（日本厚生劳动省）编制

疾病风险② 高血压

由于肥胖（即内脏脂肪过多）而导致高血压的人越来越多。因盐分摄入过多而引起的高血压是一种普遍现象，但近年来，由肥胖引起的高血压发病率不断攀升，特别是在中青年男性群体中表现得尤为明显。

如前所述，内脏脂肪增多会对胰岛素功能产生负面影响。胰岛素功能降低时，胰腺会试图分泌更多胰岛素以作补偿。这将导致血液中胰岛素水平升高，进而减弱了肾脏对钠的排泄能力，最终引起血压升高。

此外，肥胖引起的脂肪细胞肥大会导致体内释放一些具有血管收缩作用的脂肪细胞因子，这是导致血压升高的原因之一。

许多中老年人都存在高血压的问题，但如果未察觉自己患有高血压，就可能增加患脑血管疾病和心脏病等严重疾病的风险。

值得注意的是，肥胖本身，即使在没有过多摄入盐分的情况下，也可能导致高血压。因此，保持适当的运动和培养良好的饮食习惯显得尤为重要。

内脏脂肪增多后导致高血压的过程

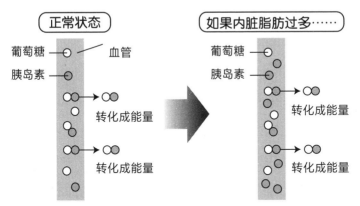

正常状态

葡萄糖 —— 血管
胰岛素 ——
转化成能量
转化成能量

胰岛素会运送葡萄糖并将其转化为能量，以满足身体的需求。

如果内脏脂肪过多……

葡萄糖 ——
胰岛素 ——
转化成能量
转化成能量

当胰岛素的作用受到阻碍时，胰腺可能会分泌过量的胰岛素，以此来试图补偿胰岛素功能的不足。

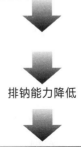

排钠能力降低

血压上升

当内脏脂肪过度积累而引起肥胖时，可能会妨碍胰岛素的正常作用，导致身体为了补偿这一功能不足而增加胰岛素的分泌量。胰岛素浓度的升高可能会影响人体的钠排泄能力，进而导致血压上升。

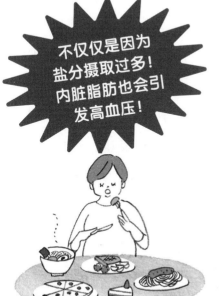

不仅仅是因为盐分摄取过多！内脏脂肪也会引发高血压！

疾病风险③　动脉硬化

动脉硬化是一种疾病，指的是动脉（血管）变得僵硬并易于阻塞。糖尿病、高血压以及血脂异常均可成为动脉硬化的诱因。血脂异常的诊断通常基于血液中甘油三酯和胆固醇的水平。甘油三酯是人体关键的能量来源之一，在正常状态下，它在血液中维持一定的浓度。然而，内脏脂肪的过度积累，常见于代谢综合征，可能会导致血液中甘油三酯水平升高，这增加了罹患疾病的风险。

胆固醇是细胞膜或激素的基本组成成分，在体内与蛋白质结合形成不同形式，包括被称为"好胆固醇"的高密度脂蛋白胆固醇（HDL-C）和被称为"坏胆固醇"的低密度脂蛋白胆固醇（LDL-C）。正常情况下，它们之间会保持一种平衡状态。然而，随着内脏脂肪的积累，"好胆固醇"的水平可能降低，而"坏胆固醇"的颗粒可能变小，转化为更容易导致动脉硬化的**"超级坏胆固醇"（小而密集的低密度脂蛋白胆固醇）**。这意味着，内脏脂肪的过剩可能导致血液中甘油三酯水平升高，扰乱脂质平衡，从而加剧动脉硬化。**代谢综合征之所以令人关注，是因为它常常与动脉硬化的发展有关。**

代谢综合征的诊断标准

腹围 → 男性：≥85cm　女性：≥90cm

高血糖 → 空腹时血糖值≥110mmol/L

高血压 → 血压最高≥130mmHg且/或最低≥85mmHg

脂质异常症 → HDL胆固醇 < 40mg/d且/或甘油三酯≥150mmol/L

两项以上相符

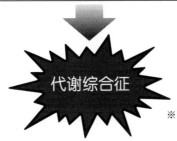

代谢综合征

※日本内科学会所认定的标准。

动脉硬化是代谢综合征的最终发展结果

所谓的动脉硬化——

动脉血管变得僵硬，并可能形成血栓，导致血管易于堵塞的情况。

脑血管堵塞

心脏血管堵塞

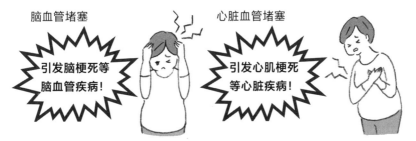

引发脑梗死等脑血管疾病！

引发心肌梗死等心脏疾病！

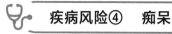

疾病风险④　痴呆

令人惊讶的是，内脏脂肪与痴呆之间存在着显著的关联。

美国进行的一项研究显示，**中年时期内脏脂肪型肥胖的人群，在老年时患阿尔茨海默症的风险可能会增加3倍。**

此外，针对亚洲人群的研究也指出，代谢综合征会使"轻度认知障碍"（痴呆症的早期阶段）的发病风险增加1.46倍。

阿尔茨海默症可能与大脑神经细胞中β-淀粉样蛋白的异常沉积有关。发生代谢综合征时，胰岛素作用减弱，可能加剧β-淀粉样蛋白的沉积。一些研究认为，脂肪细胞分泌的某些有害物质也可能进一步促进β-淀粉样蛋白的沉积。此外，代谢综合征还可能加速动脉硬化，增加罹患由脑梗死或脑出血所导致的**"血管性痴呆"**的风险。

因此，为了预防代谢综合征和认知症的发生，及时减少内脏脂肪是非常重要的。

疾病风险⑤　癌症

　　内脏脂肪过多的积累也可能增加患"癌症"的风险。

　　国际癌症研究机构（IARC）对四万多人的研究显示，内脏脂肪会增加患癌症的风险。

　　可能引发的癌症包括大肠癌、食道癌、胃癌、肝癌、胆囊癌、胰脏癌、子宫癌、卵巢癌、肾癌、乳腺癌等，多达十余种。

　　此外，腹围每增加一圈，癌症的发病风险也会升高。

　　为什么内脏脂肪会引发癌症呢？

　　这是因为内脏脂肪会释放多种"炎症因子"，可能导致身体多处发生慢性炎症。研究表明，体内的炎症与癌症的发生和进展有关。

　　近年来，研究人员对内脏脂肪分泌的一种名为"FGF"的物质表现出了浓厚兴趣。一些研究显示，FGF2可能促进细胞"癌变"。美国国家癌症研究所（NCI）指出："吸烟一直被视为癌症的主要可预防因素，但未来肥胖可能会取代吸烟成为癌症的主要可预防风险因素。"

■内脏脂肪过多也可能是"加龄臭"的诱因！？

到目前为止，我们已经探讨了一些主要疾病的发病风险，但除此之外，还有许多其他潜在的健康风险需要关注。

一个容易被人们直接感知到的问题是，内脏脂肪过多可能给腰部、背部和膝部带来额外的负担。这种负担可能会导致腰痛、膝盖痛和肩膀僵硬等。

除了我们已经讨论的健康问题外，您是否了解"加龄臭"也可能与内脏脂肪有关？加龄臭与一种名为壬烯醛的化合物有关。这种化合物在血液中的脂肪分解过程中产生。皮脂分泌较多的部位，如头部、耳朵周围和背部，可能会产生更多的壬烯醛。

内脏脂肪增多可能会导致血液中脂质含量上升，同时壬烯醛的含量也可能随之增加。此外，由于汗液中也含有壬烯醛，这可能导致汗液带有异味。

内脏脂肪过剩的最可怕之处是降低生活质量（QOL），甚至会增加死亡的风险。在接下来的章节中，我们将深入探讨体内的"炎症"和"代谢"机制，帮助您更全面地了解内脏脂肪对健康的潜在影响。

第二章

炎症很可怕
但其实"代谢"的问题
更严峻

若不了解，
会吃苦头的"炎症"那些事儿

■ "炎症"本身并非全然有害

在第一章中，我们已经了解到内脏脂肪过多可能会增加患各种疾病的风险。在人体的脂肪中，特别是"内脏脂肪"与"异位性脂肪"，它们可能对健康产生不利影响。

顺便提一下，如前所述，高血糖、高血压和血脂异常等问题易导致动脉硬化。原因在于高血糖、高血压和血脂异常的恶化是由内脏脂肪过度积累引起的。内脏脂肪的过度积累可能会导致脂联素分泌减少，从而更容易导致动脉硬化。

此外，近年来，人们越来越关注血管和身体中的"炎症"现象，并认为这可能是内脏脂肪过多后导致动脉硬化的原因之一。换句话说，动脉硬化可以视作是血管长期处于"炎症"状态。

那么，"炎症"究竟是什么呢？

①发红　②发热　③肿胀　④疼痛

　　这四点通常被认为是炎症的四个主要特征。当出现红肿、发热、疼痛等症状时，可能是身体正在经历炎症反应。

　　例如，被蚊子叮咬后，叮咬部位可能会发红、肿胀，触碰时有轻微的灼热感，虽然不会感到非常疼痛，但可能会感到瘙痒，这也是炎症反应的一种表现。此外，肌肉酸痛或感冒后喉咙肿胀，也可以视为"炎症"的一种形式。

　　身体的炎症反应并非总是不利的。实际上，它在保护和修复我们的身体"免疫系统"，是一种治愈过程。炎症可帮助身体清除外来的有害入侵物，并修复受损组织。在这个过程中发生的便是急性炎症。

　　如果未能及时消除引起急性炎症的因素，或者由于年龄等因素的影响，炎症无法得到有效控制时，免疫系统可能会持续处于过度活跃的状态。在这种情况下，免疫系统可能会错误地将本不应受到攻击的健康组织识别为目标，导致内脏器官受损，最终可能引发各种慢性疾病，加速衰老。这种现象被称为**"慢性炎症"**。

■ "慢性炎症"通常不伴随明显的自我感知症状

我们可以将"炎症"比作体内的火灾。

"急性炎症"就像是迅速燃烧的火焰，但通常能被较快地扑灭。

相比之下，慢性炎症则类似于隐藏的火种，持续在体内焖烧并可能逐渐蔓延，导致身体各处发生持续的微小炎症反应——这就是慢性炎症。

慢性炎症可能不会立即引起明显的疼痛或不适感。但如果身体内仍存在未被扑灭的"火种"，而我们未能意识到并加以控制，任其焖烧，久而久之将会导致严重的疾病。

由于慢性炎症往往缺乏明显的自我感知症状，我们可能不会意识到持续存在微弱的炎症正在慢慢损害我们的身体。当这种炎症反应加剧时，可能会导致内脏器官出现纤维化、变得僵硬，无法正常工作，它可能在某个时刻突然引发重大疾病。

"慢性炎症"也被认为是导致癌症、痴呆等疾病的原因之一。通过下页的图表，我们可以更清楚地认识到慢性炎症的危险程度。

如果不及时治疗，慢性炎症会导致严重的疾病！

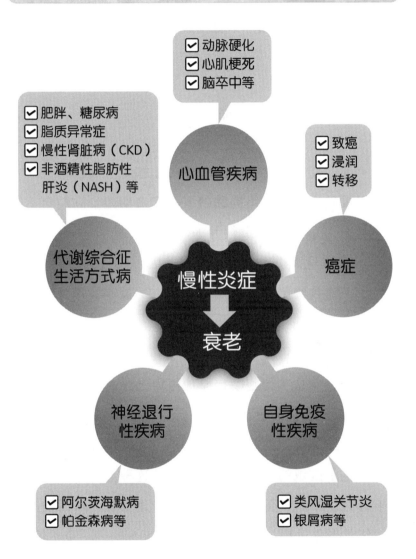

☑ 动脉硬化
☑ 心肌梗死
☑ 脑卒中等

☑ 肥胖、糖尿病
☑ 脂质异常症
☑ 慢性肾脏病（CKD）
☑ 非酒精性脂肪性
  肝炎（NASH）等

☑ 致癌
☑ 浸润
☑ 转移

心血管疾病

代谢综合征
生活方式病

慢性炎症
⬇
衰老

癌症

神经退行
性疾病

自身免疫
性疾病

☑ 阿尔茨海默病
☑ 帕金森病等

☑ 类风湿关节炎
☑ 银屑病等

慢性炎症的主要原因
是"氧化"和"糖化"

■ 细胞也有一定的寿命

年龄增长是造成慢性炎症的原因之一。

组成我们身体组织的细胞也有寿命期限。它们会不断地进行分裂，但分裂次数并非无限的，通常只有50～60次。当细胞达到分裂次数的极限时，就被称为"老化细胞"，而这种细胞分裂达到极限状态的过程被称为"细胞老化"。

老化细胞尽管失去了进一步分裂的能力，但它们并不会立即死亡。这些细胞会在原地停留一段时间，在这段时间里，在这种老化细胞的周围会分泌大量的介质（促进炎症的物质）。因此，细胞老化是引发慢性炎症的原因之一。当某个区域的细胞开始老化时，这种老化现象可能会影响邻近的细胞，促使它们也进入老化状态，从而加速整个组织的老化过程，并可能引起慢性炎症的进一步扩散。

■ 氧化会使人衰老

当谈论到引起身体老化的原因时，"氧化"可能是最为人所熟知的一个。近年来，"抗氧化是抗衰老的关键"这一观点被广泛传播。

现在，让我们重新阐述一下氧化的概念。

氧化是物质与氧气结合而产生的一种化学反应。就像削皮后的苹果在空气中暴露一段时间后，表面会逐渐变成茶色，或者铁会生锈一样，这些都是氧化作用的结果。

我们的身体内部，细胞也会因氧化作用而发生变化，导致老化进程加速。

通过呼吸进入体内的部分氧气会发生化学反应，转化为活性氧。活性氧是指氧化能力增强的氧气。

当细菌或病毒侵入体内时，具有强氧化力的活性氧会成为对付它们的强大武器，因此一定量的活性氧是身体必需的。但是，如果活性氧的数量过多，它们就会对体内的细胞造成损伤。

另一方面，我们的身体内部也具备抑制活性氧作用的能力，即所谓的"抗氧化力"。其中，最具代表性的是SOD（超氧化物歧化酶）。SOD是一种抗氧化酶，能够清除过剩的活性氧并对其进行脱毒。由于每个人都有一定程度的SOD所带来的抗氧化力，因此在一定程度上，即使活性氧增加过多，通常也不会出现太大问题。然而，慢性炎症、压力、紫外线照射等因素可能导致活性氧过度增多，或者由于不规律的生活方式或年龄的增长等因素而导致抗氧化能力下降，这种情况下，体内的"氧化"就会超过"抗氧化"，导致各处都出现活性氧造成的损伤，这就是所谓的**"氧化应激"**。

炎症作为身体的一种自我保护机制，旨在清除造成不适的外部和内部因素，促使身体回归正常状态。导致身体不适的原因大致可以分为两类："外界侵入的异物"和"体内受损的细胞"。

特别是"体内受损的细胞"，它们往往是由氧化应激这一复杂的生化过程引起的。也就是说，氧化应激是导致慢性炎症不断滋生的一个主要推手。

此外，炎症还通过产生活性氧的方式来破坏细菌或病毒，因此在发生炎症的地方会产生大量的活性氧。

炎症和氧化之间存在着相互促进的关系，几乎是结对出现的，因此可以说**"哪里有炎症，哪里就有氧化"**。

细胞被"活性氧"损伤后，会引发"炎症"

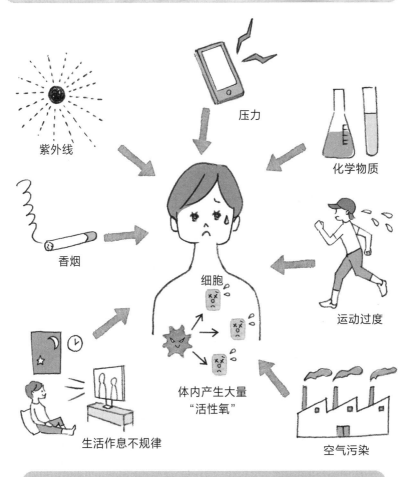

紫外线

压力

化学物质

香烟

细胞

体内产生大量
"活性氧"

运动过度

生活作息不规律

空气污染

细胞被"活性氧"损伤后，体内会出现炎症状态

陷入彼此放大的恶性循环

哪里发炎哪里就会产生"活性氧"

■ "糖化"同"氧化"一样麻烦

除了"氧化",您最近可能也听说过"糖化"这个词吧?现在,让我们来解释一下什么是糖化。

所谓的"糖化反应(美拉德反应)",指的是葡萄糖与蛋白质结合,导致蛋白质变性,并产生一种名为"AGEs(晚期糖基化终末产物)"的老化物质的反应。

导致糖化的主要原因是摄入过多的糖分。当体内糖类过剩时,多余的糖类与体内的蛋白质结合,在体温的作用下被加热,从而引发糖化反应。棘手的是,一旦生成AGEs,它们就不会消失,而会在体内积累。糖化不仅会导致皮肤松弛和出现皱纹,还会增加罹患各种疾病的风险。

进而,糖化过程中生成的AGEs会引发活性氧的产生,这会导致氧化应激并对身体造成损害。这一系列反应最终可能触发炎症反应。

因此,鉴于"氧化"和"糖化"两者均有可能加剧炎症,养成健康的生活习惯,并努力减少这些过程的发生,对于预防"慢性炎症"的产生至关重要。

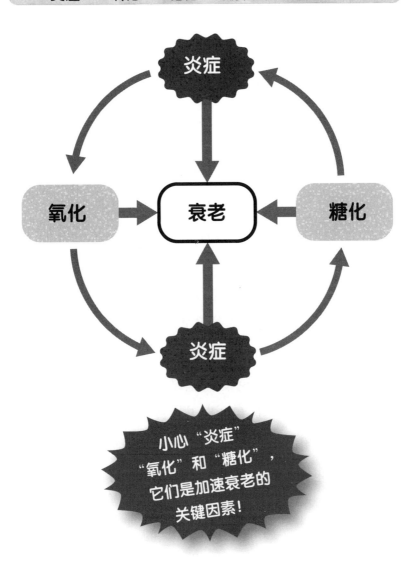

"炎症""氧化""糖化"的协同作用会加速衰老!

炎症

氧化　　衰老　　糖化

炎症

小心"炎症"
"氧化"和"糖化",
它们是加速衰老的
关键因素!

肥胖是"慢性炎症的温床"

■ 随着肥胖的加剧，慢性炎症也会加速发展

接下来我们来探讨一下引发"慢性炎症"的因素。在第一章中，我们已经解释过，体内脂肪的过量积累，也就是"肥胖"，是诱发多种疾病的一个重要因素。

慢性炎症会随着肥胖的加剧而在体内蔓延。当人们过度进食或缺乏足够运动，导致脂肪未能完全燃烧并逐渐积累时，就如同火种在体内持续酝酿。因此，肥胖问题不仅关乎外貌，还对我们维护和提升健康带来了相当大的风险。

脂肪细胞与其他免疫细胞结合后会形成"脂肪组织"。随着脂肪细胞体积的增大和数量的增多，它们的功能也会发生变化。正如前面所述，虽然体脂肪在人体中扮演着重要角色，但是过度增生的脂肪组织可能会分泌出一些"有害物质"。

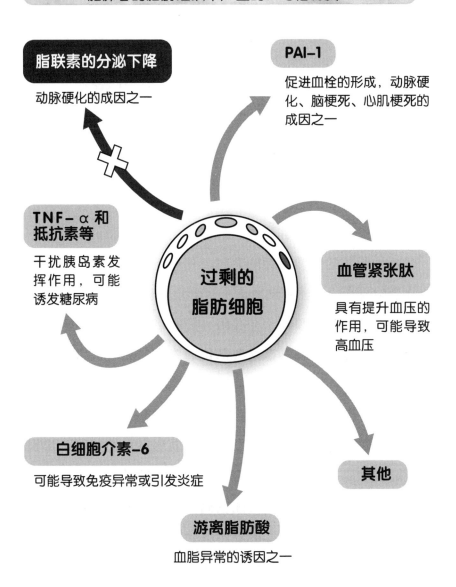

肥胖者的脂肪组织中产生的"可怕物质"

脂联素的分泌下降

动脉硬化的成因之一

PAI-1

促进血栓的形成，动脉硬化、脑梗死、心肌梗死的成因之一

TNF-α 和抵抗素等

干扰胰岛素发挥作用，可能诱发糖尿病

过剩的脂肪细胞

血管紧张肽

具有提升血压的作用，可能导致高血压

白细胞介素-6

可能导致免疫异常或引发炎症

其他

游离脂肪酸

血脂异常的诱因之一

■ 第三种脂肪——"异位性脂肪"的过度积累会很危险！

在第一章中，我们了解到体脂肪的不同种类，其中需要特别注意的是被称为"第三种脂肪"的"异位性脂肪"。

正常情况下，体脂肪主要分为两种类型：一种是存储在皮肤下方的"皮下脂肪"，另一种是堆积在腹部周围（肠系膜）的"内脏脂肪"。但是，当体脂肪的积累超出这两种脂肪的正常储存能力时，那些无处可去的多余脂肪就会附着在内脏器官或肌肉上，形成异位性脂肪。

异位性脂肪倾向于在心脏、肝脏、胰脏以及肌肉（骨骼肌）等器官中积累，这些部位通常不是脂肪的常规储存区域。此外，它还可能在心脏的心肌细胞和肝脏的肝细胞等细胞内积聚，而这些细胞通常不具备储存脂肪的能力。

异位性脂肪的过量积累可能削弱胰岛素的效能。特别是肝脏和肌肉，它们通常需要胰岛素的辅助来吸收血液中的葡萄糖，并将其转化为能量储存起来。但是，随着异位性脂肪的增加，胰岛素的效能就会降低，这将导致葡萄糖吸收效率下降，进而影响能量的储存。

■ "异位性脂肪" 对身体造成的损害

脂肪在身体本不应积累的部位堆积，这对我们的健康是非常不利的。

异位性脂肪堆积后，会在堆积的部位引发炎症。例如，当肝脏积累了过多的脂肪，该部位就会发生炎症，导致肝脏细胞受损甚至死亡。免疫细胞之一的"巨噬细胞"会不断地吞噬这些细胞，导致炎症持续存在，最终可能引发"肝炎"。

附着在心脏周围的脂肪具有显著的健康隐患。一项研究表明，这些脂肪不仅可能伸展至为心脏供应氧气和养分的冠状动脉的细小分支，而且还在这些血管中传递引发炎症的物质，这可能导致冠状动脉阻塞并加速其老化。此外，这种老化过程的速度远超过冠状动脉内部自然老化（即动脉硬化）的速度，可能会严重妨碍冠状动脉向心脏输送必需营养物质的功能。

由此可见，异位性脂肪对我们的健康构成了重大威胁。为了预防异位性脂肪的积累，消除内脏脂肪的过度积聚至关重要。

■ "胖人越来越胖"的恶性循环

再重复一遍，肥胖会减弱胰岛素的效果，为了补偿，身体会增加胰岛素的分泌量。

事实上，胰岛素也被称为 **"肥胖激素"**。胰岛素不断分泌的状态意味着脂肪会不断积累。胰岛素确实有助于降低血糖水平，但它也促进了多余的葡萄糖转化为甘油三酯，并以脂肪细胞的形式储存起来。

另一个相关因素是 **"瘦素"**，它是由"白色脂肪细胞"分泌的一种"脂肪细胞因子"。瘦素的主要功能是抑制食欲，同时它还能向肝脏和肌肉发出消耗能量的指令。也就是说，当体内瘦素水平上升时，它不仅能够减少食物的摄入量，还能促进体内脂肪的燃烧。

我们了解到，肥胖状态下身体会分泌大量的瘦素，然而肥胖者对瘦素的反应会比较迟钝。这种情况会导致一个恶性循环，即肥胖者更难产生饱腹感，因此会更加暴饮暴食，从而会越来越胖。

■ 减肥是"最佳抗炎药"

虽然皮下脂肪的过量也是一个问题，但更令人担忧的是内脏脂肪和异位性脂肪的过度积累，它们会促进体内炎症的扩散。腹围是衡量内脏脂肪多少的一个常用指标，而异位性脂肪是否增多的标准之一是"是否比年轻时胖了"。

脂肪过度积累的一个主要原因是过度进食，因此，**控制糖类和脂类的摄入量至关重要**。由于脂类含有高热量，它容易转化为体脂肪储存下来。同时，过量的糖类摄入会导致血糖水平急剧上升，进而刺激胰岛素的大量分泌，这会促使身体将多余的糖类转化为甘油三酯，并储存在脂肪细胞中。

提高热量消耗也至关重要。运动不足或肌肉量减少会导致"基础代谢率下降"，这会减少能量的消耗，进而导致体内脂肪的积累增加。关于"代谢"，我们将在本章的后续部分进行详细介绍，敬请关注。

慢性炎症可能导致多种疾病，肥胖是其诱因之一。为了解决肥胖问题，采取正确的饮食习惯和进行适度的运动非常关键。我们应该努力在日常生活中培养这些习惯，以保证身体的健康。

"代谢" 至关重要

■ "代谢" 是身体内部的活动

"代谢好还是不好""提升代谢能力！"我们在日常生活中经常听到"代谢"这个词。然而，当再次思考"代谢究竟是什么？"时，我发现其实还有很多东西我们并不真正了解。因此，让我们尝试用简单易懂的方式来解释一下。

所谓"代谢"，是人体内进行的一系列的活动（化学反应）。负责有效处理、利用和储存我们摄入的食物。

肥胖通常是过量进食造成的。如果吃得太多，吃入的食物不能被完全代谢掉，即使部分食物能够被有效利用，但作为能量来源的储备量也会增加。而且，当储备量过多，无法完全使用时，代谢系统就会陷入功能失调的"过热"状态，从而导致身体出现多种不适症状。也就是说，代谢失调与炎症一样，是肥胖可能带来的另一种不良后果。

■ "代谢综合征" 就是 "代谢过热"

一旦我们的身体出现了 "过热"，多余的脂肪就会堆积在原本不应该积聚脂肪的部位，或转化为异位性脂肪，或从内脏脂肪等体内各处的脂肪细胞释放出有害物质，带来各种各样的不良影响。

这就是所谓的 **代谢综合征（metabolic syndrome）**。

代谢综合征是由于内脏脂肪的过度堆积而引发的一种病症，它可能会导致高血糖、高血压、脂质代谢异常，进而增加心脏病等心血管疾病以及脑卒中等脑血管疾病等重大疾病的风险。

不良的日常生活习惯可能导致内脏脂肪代谢不充分，进而在体内过度积累，形象地说，这种现象就是所谓的 **"代谢过热"**，它可能会引发全身性的功能障碍。

自2008年起，所谓的代谢综合征体检在日本已经制度化，这反映出社会对于防范重大健康风险于未然的重要性的认识和重视。

■代谢好的人 / 代谢差的人

有一种普遍观点认为"容易出汗或体温较高的人代谢能力强",但实际情况并非如此。

确实,肥胖者可能更容易出汗。但是,这并不意味着他们的"代谢良好",相反,他们更可能处于"过热"的状态。因代谢不良而肥胖的人,在活动沉重的身体时,由于体表覆盖着厚厚的脂肪,体温容易升高,而出汗增多则可能是身体试图调节体温的一种自然反应。

在评估代谢状态时,关键因素在于摄入的食物所储存的能量与活动所消耗的能量之间是否保持适当的平衡。

当退役运动员久违地再次在公众视野亮相时,他们通常会看起来都"发福了"。这可能是因为他们的运动量和肌肉量都有所减少,使得摄入的热量超过了消耗的热量,从而引发了代谢"过热"。

三种代谢

在代谢过程中，能量的产生或消耗是不可避免的。即便是葡萄糖转化为甘油三酯的过程，也需要消耗能量。

根据能量消耗的不同方式，代谢可以分为三个主要类型，分别是"基础代谢""活动代谢"和"食物热效应（食物诱导产热）"三种。

1 基础代谢

所谓"基础代谢"，是指即使不进行任何活动，人体为了维持生命活动所必需的能量。包括呼吸、心脏跳动、血液循环至全身、保持体温以及使内脏器官正常工作等所需的最低能量。

我们日常消耗的能量中，基础代谢约占总能量消耗的60%。其余的能量消耗中，大约30%来自活动代谢，而食物热效应则约占10%。在减肥和健身的宣传中，经常可以看到"提升基础代谢率"的说辞，这是因为基础代谢率在我们的总能量消耗中占据了相当大的比例。

基础代谢是指身体在不进行任何活动的状态下消耗的能量，也就是"维持生命所需的最低限度能量"。即使你只是躺在那里，只要还活着，我们的器官都在工作并消耗能量。

顺便一提，如果将全身的血管连接在一起，长度竟然可以达到9万～10万km。大致相当于绕地球两周半。在如此长的血管中，保持血液循环顺畅，显然需要相当可观的能量，这一点是不难理解的。

另外，**在基础代谢中，大部分能量消耗主要由全身的肌肉完成。**虽然基础代谢包括维持体温所需的能量，但产生热量最多的部位也是肌肉。

肌肉由蛋白质构成，并且每天都在经历更新过程。因此，肌肉量增加时，消耗的能量也会相应增加。例如，如果大脑或肝脏等器官的代谢率得到提升，可能会增加更多的能量消耗，但这是人体自身无法控制的。

另一方面，我们可以通过自身的努力来控制肌肉量。之所以建议通过肌肉锻炼来提高基础代谢，是因为在所有基础代谢活动中，我们可以通过增加肌肉来主动提高能量消耗。

基础代谢率的峰值出现在10多岁。之后，每10年会下降1%～3%，特别是男性40多岁和女性50多岁时，这种下降会更加明显。

为什么基础代谢会随着年龄的增长而下降呢？

主要原因是肌肉量的减少。想必有许多中老年朋友都意识到自己的肌肉比年轻时期减少了。

肌肉量受到"生长激素"的显著影响。这种激素是由位于大脑中心区域的"脑垂体"分泌的。在儿童时期，生长激素主要作用于骨骼，促进身高的增长；而到了成年，它则转而强化肌肉、骨骼和皮肤，同时促进脂肪的分解。

这种生长激素在10多岁时达到峰值，随后在20多岁起会随着年龄的增长而逐渐降低。因此，年轻人更容易长肌肉，而随着年龄的增长，长肌肉会变得越来越困难。

事实上，一旦超过30岁，由于生长激素水平的降低，想要显著增加肌肉量就会变得比较困难。尽管如此，维持现有的肌肉量，甚至逐步增加，对于每个人来说都是可行的。我建议将第三部分介绍的锻炼养成一种习惯，通过减少多余的脂肪，来增加并保持必要的肌肉量。

2 活动代谢

所谓"活动代谢"，指的是我们在日常活动中通过"身体活动"所消耗的能量。在人体总能量消耗中，仅次于基础代谢的就是"活动代谢"。它不仅涵盖积极的体育锻炼，还包括如散步、做家务、工作等日常活动。活动代谢量会随着我们身体活动的方式和强度而有所变化。

那么，我们如何才能提升活动代谢呢？

提升活动代谢的秘诀就在于**"如何浪费你的肌肉"**。当我提到"利用你的肌肉"时，您可能会反驳说："这对我来说太难了。我没有时间去健身房，而且我本来就不喜欢运动……"

您不必去健身房或主动进行运动。在家里或工作中，只要能够"浪费"您的肌肉，就能提高活动代谢。

例如，您可以尝试增加家庭清扫的次数和强度。这样不仅能够提高活动代谢，还能让居住环境变得更加整洁舒适。

您喜欢烹饪吗？烹饪是一项站立进行的活动，因此会使用到腿部肌肉，而且举起沉重的平底锅还可以锻炼到手臂肌肉。在第四章中，我们将讨论"轻度控制碳水化合物

（糖分）"的问题。如果能够习惯那份餐单，那么在烹饪过程中不仅可以使用到肌肉，同时还能控制糖分的摄入量，这无疑是一个两全其美的方法。

即使在工作过程中，您也可以运用肌肉。例如，要保持"良好的姿势"，坐着时不要靠在椅背上，或者将垃圾桶放在离自己稍远的地方。无论您的生活方式如何，无论处于何种场景，只要您愿意努力，都可以找到很多运用肌肉的机会。

换句话说，勤快地动起来，也许更容易理解一些。走路去扔垃圾或者使用吸尘器打扫，看似只有几米远的距离或几分钟的时间，但不能小看这些行动。

所谓"浪费肌肉"，就是在日常活动中，稍微花点心思来为肌肉增加一些额外负担，比如有意识地活动身体某个部位等。这是一种简单而有效的锻炼习惯。

顺便问一下，当您感到肚子有点儿饿的时候，通常会怎么做呢？恐怕许多人会选择吃糖果或巧克力。但是，与其立刻吃东西，不如试着拿起吸尘器打扫一下房间，您觉得这样做如何呢？

当您感到肚子有点儿饿的时候，这正是体内储备的脂肪认为"差不多该工作了"并准备离开"仓库"的时候。这可是一个难得的减少脂肪的机会，此时，如果您轻易地吃东西，则意味着你主动放弃了消耗储备脂肪的机会，导致脂肪继续积累。可以说是眼睁睁地错过了减少内脏脂肪和异位性脂肪的良机。因此，当肚子饿的时候，我们更应该"浪费"肌肉，加速脂肪的消耗。

③ 食物热效应（食物诱导产热）

所谓"食物热效应"，是指食物在被消化、吸收和储存过程中所消耗的能量，也被称为"食物诱导产热"。

我们摄入的食物中，有一部分会转化为身体的构建材料，另一部分则成为驱动身体活动的能量来源。然而，还有一些未被利用的，最终会被转化为脂肪储存起来。进食可以说既是"摄取能量的过程"，同时也是一个在消化和吸收食物时消耗能量的过程。饭后体温上升，就是这一过程的表现。

要解决肥胖问题，并不是简单地不吃东西就可以了。实际上，**通过"正确地吃东西"来解决肥胖问题会更加有效。** 即使有肥胖问题，也是可以享受美食的。

但是，要聪明地享受美食，就需要掌握"聪明的吃法"。关于这一点，我们将在第四章中进行具体说明。现在，我们先来了解如何巧妙摄取"三大营养素"。

三大营养素应该这样巧妙地摄取！

1 | 糖类（碳水化合物）

"三大营养素"是指**"糖类（碳水化合物）""脂类"和"蛋白质"**。它们都是我们身体重要的能量来源。

其中，脂类和糖类是身体主要的能量来源，而蛋白质则是构成人体的主要成分。

当体内能量供应不足时，肌肉会被分解，蛋白质会被释放出来作为能量来源。

在摄取糖类的时候，需要注意避免血糖急速上升，尽量减少胰岛素的过度分泌。

在第四章中将向您推荐一些糖类摄取方法，并进行详细地介绍。

2 | 脂类

与糖类不同，不是所有摄入的脂类都会转化为能量。

脂类在体内经过代谢后，也会成为构建身体的材料。重要的是，脂类是构成细胞膜的主要成分之一。脂类代谢的优劣，即构成细胞膜的脂质类型，也会对前面提及的"慢性炎症"产生影响。

构成细胞膜的"磷脂"的主要成分是"脂肪酸"。当糖类进入体内时，它们会被分解为葡萄糖，并在小肠内被吸收。同样地，脂类在人体摄入后会被分解为脂肪酸（以及甘油三酯），然后被身体吸收。

脂肪酸有多种类型，不同类型的脂肪酸会构成不同种类的磷脂，这将直接影响细胞的性质。

细胞分为"不稳定细胞"和"稳定细胞"。不稳定细胞容易引起炎症，而稳定细胞则不易引发炎症。

色拉油和动物油可能会使细胞变得不稳定，而鱼油则有助于使细胞变得更加稳定。那些偏爱肉类食品的人，应该在你的饮食中加入富含EPA（二十碳五烯酸）和DHA（二十二碳六烯酸）的鱼类，以确保脂肪摄入的均衡。因为这些成分被细胞膜吸收后，会使细胞的性质更加稳定，从而抑制炎症的发生。对于需要加热烹饪的食品，建议使用特级初榨橄榄油，因为它对炎症反应较中性，并具有抗氧化作用。

3 | 蛋白质

蛋白质是构成人体肌肉、内脏、血管、皮肤、头发、指甲等的主要成分，同时也是调节体内机能的激素、促进体内各种化学反应的催化剂酶等的主要成分。

蛋白质是无可"替代"的营养素。如果蛋白质摄入不足，身体将缺乏构建自身所需的基本材料，导致身体变得脆弱，尤其是肌肉量会减少，进而影响到基础代谢率、活动代谢率和食物热效应的效率。

相较于糖类和脂类，蛋白质的一个显著特点是不容易转化为脂肪。然而，对于一个体重60kg的人来说，每天摄入的上限是120g，超过这个量就可能会有剩余。多余的蛋白质，一部分会被储存在脂肪细胞中，但大部分或被用作能量或随尿液排出体外。因此，与糖类和脂类相比，蛋白质不易转化为脂肪。

蛋白质种类多达10万种，但构成这些蛋白质的"氨基酸"只有20种。在这20种氨基酸中，有9种是人体无法自行合成的，或者合成的速度无法满足身体需求，因此必须通过饮食来获取，这些氨基酸被称为**"必需氨基酸"**。

有一个量化的指标称为"氨基酸评分",用于衡量食品中必需氨基酸的含量。氨基酸评分接近或达到最高值100的食品包括牛肉、猪肉、鸡肉、鸡蛋、鱼类、牛奶、奶酪、大豆和豆腐等。根据日本厚生劳动省发布的《日本饮食摄入量标准》（2020年版），建议成年男性每天摄入65g蛋白质（65岁及以上人群为60g），而成年女性每天摄入50g蛋白质。

我的建议是，每餐的主菜可以选择肉类或鱼类，并搭配富含植物性蛋白质的大豆及其制品。每餐大约"手掌大小"的肉或鱼中，通常含有约20g蛋白质。再加上一份纳豆、半块豆腐或一杯豆浆，每种约含10g蛋白质。

■接下来只需要养成习惯

在第一章中，我们了解了肥胖的危害，尤其是内脏脂肪和异位性脂肪，它们是导致多种疾病的原因之一。由于内脏脂肪和异位性脂肪很容易堆积，也很容易减少的两面性，因此只需通过改善饮食习惯和生活方式，以及培养适度的运动习惯，就能迅速减少这些脂肪。

在第二章中，我们介绍了"炎症"和"代谢"。如果忽视了体内在不知不觉中发生的"慢性炎症"，可能会导致严重的疾病。在重要的"代谢"方面，需要警惕的是"代谢过热"现象。如果因为生活习惯造成内脏脂肪代谢不良并过度积累，就会导致肥胖，这将对全身造成不利影响。代谢过程中的过热可能会导致全身性的过热问题。

从第三章开始，我们将向您介绍"池谷式"去除体内脂肪的方法。您可以通过简单的运动、合理的饮食习惯以及改善生活方式来减少体内过度积累的体脂肪。这些都是我自己每天在实践的，希望大家也能尝试并在享受中进行。

第三章

最强方法去除双脂

锻炼篇

轻松、简单、容易坚持下去的
"去除双脂"法

■ 肌肉增多后，精力充沛，体内脂肪也会明显减少

虽然在第四章中介绍的"饮食（饮食法）"对减肥和增进健康有着显著的效果，但也不能忽视本章介绍的锻炼方法，因为它同样是必不可少的。

通过适度的运动或锻炼，养成活动肌肉的习惯，当肌肉量增加时，基础代谢率会提高，从而使能量消耗变得更容易。通过日常运动，每天的能量"剩余"会减少，也会抑制脂肪积累。

"满是脂肪的大理石花纹肉"在某一天变成"肌肉柔软而紧致的红肉"。让我们带着这样的想象，通过饮食减轻体重，并通过锻炼来打造紧致结实的肌肉。但是，不能因为消耗量的增加就增加食物的摄入量，这样就会本末倒置。因此，还需要扎实地掌握第四章介绍的"饮食方法"，以减少体内脂肪。

■通过有氧运动燃烧体内脂肪，消耗糖分

"有氧运动"是有效"去除双脂"的方法之一。有氧运动主要利用脂肪作为能量来源，从而加速脂肪燃烧，尤其是对内脏脂肪的消耗，具有良好的"瘦腹"效果。从68页开始介绍的锻炼中，有些包含了力量训练或深蹲的运动。一开始，每天专注进行其中一项锻炼，每项锻炼持续3min左右，在呼吸顺畅的情况下进行。随着习惯的养成，可以逐渐将几种锻炼组合起来进行，达到微微出汗的程度即可。

建议在餐后30min～1h之间进行锻炼。餐后进行有氧运动不仅可以防止餐后血糖的剧烈波动，还能增加能量消耗，有助于防止体脂肪的积累。

当有氧运动成为习惯时，不仅能通过消耗能量的增加来减少体内脂肪，还可以通过对餐后高血糖的抑制来预防动脉硬化。

让我们尽情挥洒"汗水"，痛痛快快地甩掉身上的脂肪吧！

运动去除双脂 ①
基础僵尸操

每次
3min

側视图

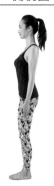

1

1 双腿并拢站立，挺直腰背。

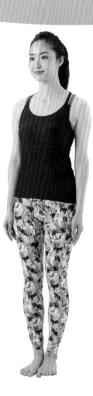

2

1 肚脐附近用力，收腹。

68

抓住两个关键点，即①挺直腰背，②肚脐用力收腹，可以增强瘦腹效果。

3

1. 双腿交替移动，仿佛在原地慢跑。如果慢跑感觉困难，可以尝试小碎步。
2. 配合腿部的动作，就像"小孩子耍赖"一样，前后摆动左右肩膀。
3. 双臂放松不用力，随着身体的动作晃动。
4. 持续30s～1min。

正视图

自然呼吸

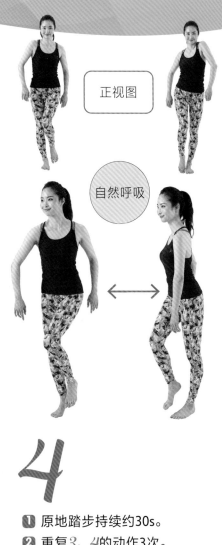

自然呼吸

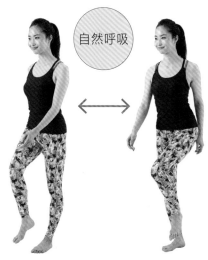

4

1. 原地踏步持续约30s。
2. 重复3、4的动作3次。

优雅的芭蕾健身操

每次
3min

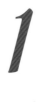

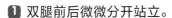

1️⃣ 双腿前后微微分开站立。

2️⃣ 肚脐用力，收腹。在步骤 *1~3* 之间尽量保持此姿势。

3️⃣ 双臂在胸前伸直，双手指尖相叠。

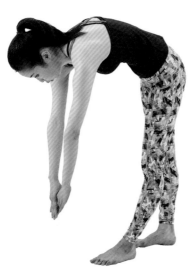

1️⃣ 心中默数"一、二、三、四"，同时用嘴呼气向前弯腰。

这项体操不仅能刺激腹部肌肉，还能刺激侧腹肌和背部肌肉。以"一、二、三、四……"的节奏舒展肌肉。

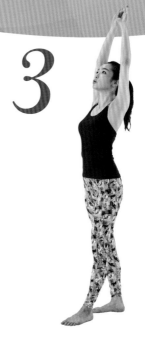

3

1. 心中默数"五、六、七、八"，同时用鼻子吸气，抬起上身。
2. 当双臂抬至头顶时，心中默数"一、二、三、四"，用嘴呼气，使上身进一步后仰。
3. 心中默数"五、六、七、八"，同时用鼻子吸气，回到初始姿势。
4. 重复1~3的动作5次。

4

1. 双腿分开与肩同宽，双臂伸直，双手指尖在头顶上方相叠。
2. 肚脐用力，收腹。尽可能保持这个姿势直到第4步。
3. 心中默数"一、二、三、四"，同时用嘴呼气，向右侧倾斜上半身，在默数"五、六、七、八"的同时，用鼻子吸气，回到原始姿势。
4. 另一侧也做同样的动作。
5. 重复1~4的动作5次。

运动去除双脂 ③
缓慢深蹲

每次
3min

1 手扶椅背，双脚分开与肩同宽，自然站立。

2 用力收紧脐部，收腹。在步骤*1~3*之间，尽量保持此姿势（如果像收紧肛门一样用力，效果会更好！）。

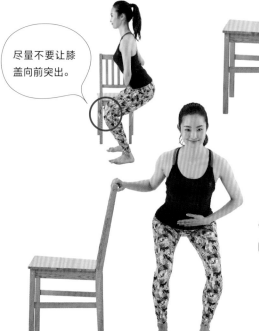

尽量不要让膝盖向前突出。

1 用鼻子吸气，用嘴呼气，同时慢慢将腰部缓缓下沉。

通过刺激下半身的大块肌肉，可以增加基础代谢率。在下蹲时，尽量保持膝盖不向前突出的姿势。

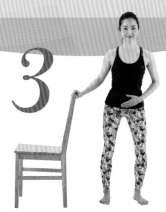

1 在"再往下蹲就会坐到地上"之际停止动作，用鼻子吸气，慢慢返回到*1*的姿势。

2 重复*1*~*3*的动作5次。反复做10次左右是最理想的。

肌肉力量增强后…… 做加强版深蹲

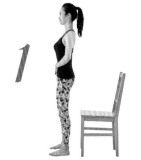

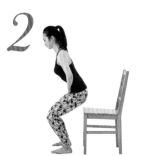

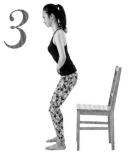

1 双脚分开与肩同宽，在椅子前自然站立。

1 缓慢下蹲。

2 在臀部即将触碰到椅子面时停止动作，慢慢返回到*1*的姿势。

1 重复*1*~*2*的动作5次。

⚠ **注意事项**
☑ 如果您患有膝关节或髋关节疾病，请咨询医生后进行。
☑ 如果在锻炼过程中出现不适或疼痛，请立即停止。

坐在椅子上的哥萨克僵尸操

每次
3min

❶ 浅坐在椅子上，挺直腰背，收腹。在步骤1、2之间，尽量保持此姿势。

❶ 按照"基础僵尸操"（68页）的要领，就像"小孩子耍赖"一样，前后摆动左右肩膀。

❷ 双臂放松不要用力，随着身体的动作晃动。

❸ 持续30s～1min。

自然呼吸

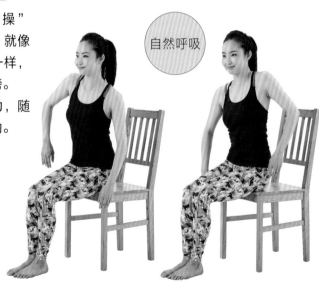

即使坐着做，僵尸操也很有效。结合利用自身体重进行抬腿动作，能够激活腹部肌肉和核心肌群。

1️⃣ 靠在椅背上，收腹。在整个步骤*3*的过程中，尽量保持此姿势。

2️⃣ 抬起左脚，保持30s。

3️⃣ 换腿，再保持30s。

4️⃣ 重复*1* ~ *3*的动作2次。

自然呼吸

如果需要，可以用双手扶着椅子面进行。

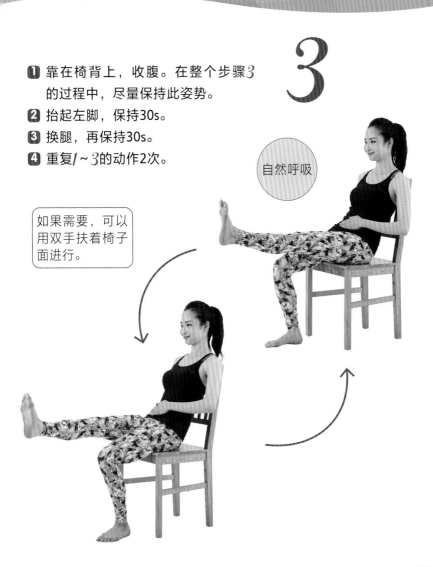

躺着做的僵尸操

每次
3min

1

❶ 仰卧，两腿屈膝。

❷ 双臂在身体两侧自然伸直，手掌着地。

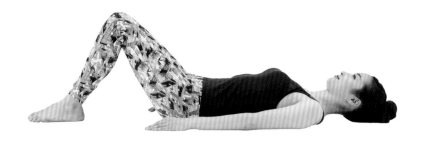

2

❶ 就跟做僵尸操一样，在放松的状态下，缓慢抬起双臂。

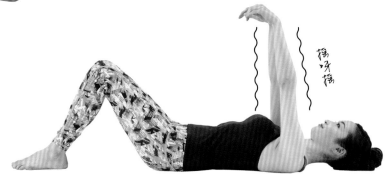

摇呀摇

过于激烈的腹肌锻炼可能会导致颈部或腰部受伤。而僵尸体操却有所不同，在放松状态下，只需稍微抬起上半身，即可获得足够的腹部收紧效果。

3

❶ 像是要用双手去触碰膝盖似的，用嘴呼出一口气，抬起上身，保持2s。

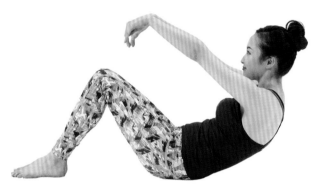

4

❶ 双臂保持原状，用鼻子吸气，用3～4s的时间缓慢回到原始姿势。在此过程中，尽可能保持头部悬浮在接近地面的位置。在进行这个练习时，保持腹部肌肉收紧是关键。

❷ 重复1～4的动作5次。

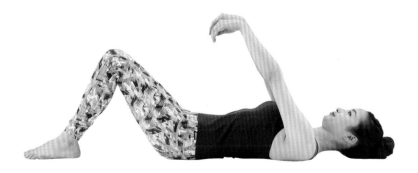

运动去除双脂 ⑥

抱膝仰卧起坐

每次
3min

抱着膝盖抬起上身，能够使力量传递到腹部深处，能有效地激活深层腹肌。对缓解腰痛也有一定效果。

1

1. 仰卧，两腿屈膝，双手抱住右膝。
2. 心中默数"一、二、三、四"，同时用嘴呼气，抬起上身。注意要有意地使肚脐周围凹陷下去。
3. 心中默数"五、六、七、八"，同时用鼻子吸气，缓慢回到原始姿势。在此过程中，尽可能将头部保持悬浮在接近地面的位置。保持腹部肌肉收紧是此项锻炼的关键。

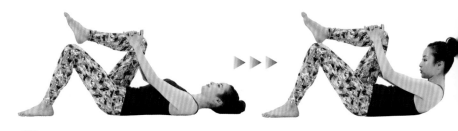

2

1. 换另一侧做同样的动作。
2. 重复1、2的动作5次。

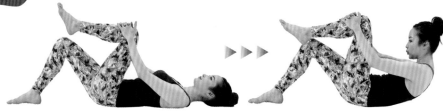

运动去除双脂 ⑦
窥肚脐仰卧起坐

每次
3min

虽然比"抱膝仰卧起坐"稍微困难一些，但通过对腹部施加充分的压力，能够刺激深层肌肉和核心肌群。

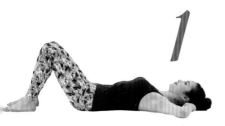

1 仰卧，双脚分开与肩同宽，双腿屈膝。

2 双手交叉放在脑后，像枕头一样轻轻支撑头部。

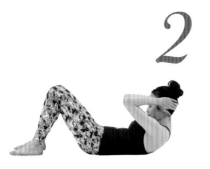

1 心中默数"一、二、三、四"，同时用嘴呼气，抬起上身。将上半身稳稳地抬高到可以看到肚脐的角度。

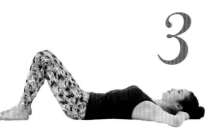

1 心中默数"五、六、七、八"，同时用鼻子吸气，回到原始姿势。

2 此时，在支撑头部的双手手背即将触碰地面时，再次进行第2步。

3 重复2、3的动作5～10次。

79

每次
3min

膝盖俯卧撑

由于用手臂、腹部、背部和臀部的肌肉来支撑体重，因此即使是肌肉力量较弱的人也可以放心进行。

1

❶ 俯卧，双手十指交叉放在胸前。

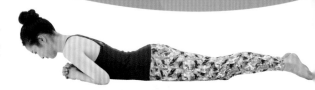

2

❶ 利用肘部、前臂和膝盖将上半身抬起。

❷ 肚脐用力，将肚子收进去（如果像收紧肛门一样用力会更有效果！）。

❸ 保持30s后回到原始姿势。

❹ 重复*1*、*2*的动作5～10次。

自然呼吸

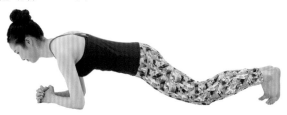

肌肉力量增强后⋯⋯　　**作增强版俯卧撑**

从*1*的动作开始，不使用膝盖，只用肘部和前臂抬起上半身，保持30s。

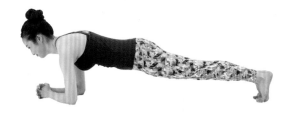

侧平板支撑

每次
3min

该运动不仅能锻炼腹部肌肉，还能锻炼侧腹部和背部的大块肌肉，促进脂肪燃烧。

1

❶ 侧卧，用右肘、前臂和右膝将上半身抬起。

❷ 肚脐用力收腹，保持30s（如果像收紧肛门一样用力会更有效果！）。

❸ 重复此动作5~10次。

❹ 换另一侧做同样的动作。

自然呼吸

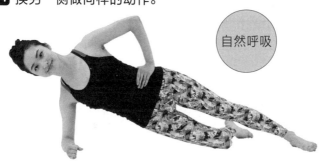

肌肉力量增强后······ **做增强版侧向平板支撑**

从 *1* 的第❶步姿势开始，不用膝盖，只用单肘和单臂将上半身抬起，保持30s。

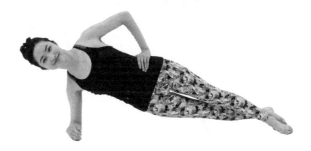

甩臂平衡

每次
3min

还可以通过扭转上半身来增强核心力量。锻炼时要想象着：
不仅可以锻炼正面的腹部，连侧腹部的赘肉也要甩出去！

1

❶ 双脚分开与肩同宽，自然站立。

❷ 肚脐用力，收腹（如果像收紧肛门一样用力会更有效果！）。

❸ 双臂前后伸展，扭动上半身。

自然呼吸

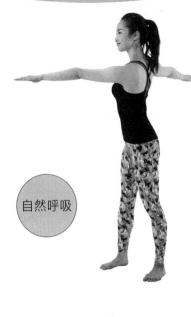

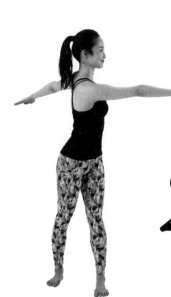

2

❶ 向反方向扭转。

❷ 重复1、2的动作10次。

第四章

最强方法去除双脂

饮食篇

轻松、简单、容易坚持下去的"池谷式最佳饮食方法"

■ "仅靠意志力的减肥"是坚持不下去的

尽管多次挑战减肥，每次都想着"这次一定要成功！"但最终却总是无法坚持下去……我相信很多人都有这样的经历。

我也在30多岁的时候，有段时间腹部凸出，体重也在不断增加。于是我开始努力做各种尝试，"试图找到一种不会失败的减肥方法"，经过反复尝试和不断改进，我找到了现在的"池谷式减肥法"。

其中，本书特别介绍了一种名为"去除双脂法"的方法，该方法可望有效消除皮下脂肪、内脏脂肪和异位脂肪等难以处理的体脂肪积累。并从运动、饮食和生活习惯等方面进行了具体介绍。减肥和增进健康并非仅靠"意志力"就可以解决问题。简单易行、乐在其中，能在不知不觉中养成习惯，并具有良好效果的方法才是最理想的。

"轻度控制碳水化合物" 效果显著

■ 控制碳水化合物摄入量

"去除双脂法"中的"饮食方法"的根本是"轻度控制碳水化合物摄入量"。

这种方法以控制碳水化合物摄入为基础，可以结合多种饮食方法，例如，通过用其他食物替代碳水化合物，或采用不会引起血糖水平剧烈波动的饮食方式等。

摄入碳水化合物后，首先升高的是血糖水平，随之刺激胰腺释放"胰岛素"。若摄入过量，将导致胰岛素分泌过剩，结果脂肪会不断积累，从而引发肥胖问题。

胰岛素又被称为"肥胖激素"，因此，养成不产生过多胰岛素、不会引起血糖水平剧烈波动的饮食习惯至关重要。

若实施"轻度控制碳水化合物摄入"，自然就能避免血糖水平的剧烈波动和胰岛素的过度分泌。

"轻度控制碳水化合物"的五个要点

■ 益处多多

"轻度控制碳水化合物"的优点是**"无须严格控制进食量"**。减少大约一半的"主食"摄入量，就能直接避免血糖剧烈波动，并抑制肥胖激素——胰岛素的过度分泌。

通过适量增加"主菜"和"副菜"的摄入量来弥补减少的主食部分，这样就能避免因主食减少而带来的难熬的饥饿感，更易于长期坚持。具体而言，该饮食方法以蔬菜、肉类、鱼类等副食为主，减少米饭、面条、面包等主食的摄入量。而且无须像糖尿病患者饮食那样需要准备与家人不同的单独菜单。即使在外就餐或在便利店用餐时，也可以采用这种方法。

我不主张采用极端的方法，比如完全不摄取糖分。因为糖分是维持身体和大脑活力所必需的主要能量来源。碳水化合物并非"不摄取"就好，关键在于学会"如何巧妙摄取"。

要点① 糖分减少一半

■大胆尝试改变早餐的"主食"

首先，我们的目标是**将糖分的摄入量减少到过去的一半**。方法之一是在早餐时大幅限制"主食"的摄入量，如面包和米饭等。

即使您希望将早、中、晚三餐的糖分都减少一半，但由于社交活动和家庭等原因，往往难以如愿。在一天三餐中，我认为早餐的糖分摄入量相对较容易控制。

请试着**"将午餐和晚餐视为从早晨开始的一部分"**。

并非要大家不吃早餐，而是要增加膳食纤维、维生素、矿物质以及优质蛋白质的摄入。即使午餐和晚餐未能很好地控制碳水化合物，只要在早餐时减少了糖分的摄入量，一天的总糖分摄入量也不会"过量"。

我也一直坚持"少主食"的早餐。我的早餐通常是，在糯米和白米混合煮成的主食中拌上纳豆，再搭配自制的蔬菜汁。

在体力活动较少的日子，或者计划早晚都在外就餐时，我会选择不吃主食，而是用酸奶配蒸熟的大豆作为早餐。

此外，当我非常想吃别人送给我的甜食时，我有时会在早晨喝咖啡（不加糖）的时候少量享用它们。

总之，我不会不吃早餐，因此也没有饥饿的感觉，幸亏如此，我每天都能清爽、精神饱满地开始新的一天。

■充分摄取主食以外的食物

虽然通过减少"主食"能够控制糖分的摄入量，但如果总是要忍受难熬的饥饿感，就会很煎熬，那么这样的饮食很难长期坚持下去。

减少的那部分主食，要通过摄入足够的维生素、矿物质、蛋白质和膳食纤维来进行补充。

具体来说，要大量食用蔬菜、鱼、肉、大豆制品、海藻和蘑菇。这样不仅能保证营养均衡，而且身心都会获得满足感。

要点② 要吃好

■不要过度减少食物量

"轻度控制糖分"的第二个要点是 "吃好" 。

如果过度减少食物量，就会陷入与饥饿的斗争中，给自己带来不必要的压力，并且无法长期坚持。由于轻度控制糖分的最大优点是实施起来不会太吃力，在执行的过程中会慢慢变成 "常态"。

如果您摄入食物过少，可能会导致蛋白质摄入相对不足。确实，减少食物摄入可以减少脂肪，体重也会下降，但也可能导致肌肉流失，从而降低代谢率。

不要因为身体状态不佳就恢复原有的饭量，这样会导致糖分摄入量再次增加。如果在肌肉减少的情况下摄入过量糖分，由于能够消耗能量的肌肉减少，就更容易将能量储存为内脏脂肪或异位性脂肪等体内脂肪，导致严重的 "反弹" 效应，从而陷入恶性循环。

■比"代谢综合征"更可怕的"肌少症型肥胖"

"肌少症型肥胖（sarcopenic obesity）"是指一种肌肉减少与脂肪增加共同存在的状态。据称，这种类型的肥胖比普通肥胖更容易导致生活方式疾病。

肌肉减少会导致运动能力下降。同时也会给日常生活带来不便。这可能增加未来出现卧床不起或"需要护理"的风险。肌肉减少也可能导致代谢率下降。因此，甚至有人认为"肌少症型肥胖比代谢综合征更可怕"。

尽管肌少症型肥胖多见于老年人，但这并不意味着其他年龄段就不会遇到这个问题。特别是女性，由于过度节食，尽管外表因为肌肉的减少而看起来变瘦了，但脂肪仍然存在。因此，她们经常会出现典型的肌少症型肥胖特征，即"身体松松垮垮"。

尽管节食可能使您瘦下来，但如果损害了健康，那就得不偿失了。蛋白质是肌肉的重要组成部分，为了确保摄入足够的蛋白质，不应盲目地减少饮食量，而应该控制主食的摄入，并确保摄入足够的营养。

■ "蔬菜优先"是有道理的

在进食时，应特别注意"食物的摄入顺序"。尤其是在开始进食时，如果首先摄入碳水化合物，可能会导致血糖值急剧上升。正如前文所述，身体会分泌胰岛素来抑制血糖上升，将多余的碳水化合物转化成脂肪。

除了肥胖问题，为了预防可能会导致大脑和心脏疾病的动脉硬化，最好也应极力避免血糖水平出现不必要的波动。为了实现这一目标，推荐大家在日常饮食中优先考虑富含膳食纤维的食物，因为这些食物具有减缓血糖急速上升的特性。

膳食纤维分为两大类，即易溶于水的"可溶性膳食纤维"和难溶于水的"不可溶性膳食纤维"。"可溶性膳食纤维"在胃肠中会变成黏稠的胶状物质，有助于减缓后续糖分的消化速度，进而抑制糖分的吸收。海藻、蔬菜、水果中富含可溶性膳食纤维，采取"蔬菜优先"的饮食策略，先从沙拉和蔬菜汤开始摄入，无疑是一个明智的选择。

■ "蔬菜优先"有助于保持"饱腹感"

在减肥的过程中，最让人难以忍受的是"与食欲和饥饿抗争"，这一点在之前我们已经多次提到过。如果能有一种既能抑制食欲，又不让人挨饿的饮食方法，就应该能够成功地"甩掉脂肪"，而又不至于感到过于辛苦。

在进食时，"食物的摄入顺序"非常重要，因此，建议首先摄入膳食纤维，这种饮食习惯有助于减轻饥饿感。

如果因摄入糖分而导致血糖值急速上升，身体就会过度分泌胰岛素，随后血糖值会急剧下降。从身体的机制来看，血糖下降会引起饥饿感，因此，血糖急剧下降会导致更强烈的饥饿感。

您或许有过这样的经历："今天好像没时间吃午饭，所以早餐要吃得饱饱的。"然而，偏偏会在这样的日子里，肚子反而更容易饿。这个例子说明，由于吃了一顿包括主食在内的丰盛早餐，从而导致血糖不稳定，反而增加了饥饿感。

"蔬菜优先"将有助于产生更持久的"饱腹感"。

要点④　不要吃得太快

■别急，细嚼慢咽

即使要摄入糖分（碳水化合物），也一定要避免"快速进食"。进食速度也会影响血糖的波动。

有人认为"吃得太快，最终会导致吃得太多"。

在开始用餐后，血糖水平会上升，这会被大脑中的"饱腹中枢"感知到。当肚子感到饱足时，这个中枢就会发送信号告诉我们"可以停止进食了"，但是，大脑至少需要15min才能感知到血糖上升。

进食速度快的人在这15min内往往会摄入更多食物，因此当大脑最终发出"吃饱"的信号时，许多人可能已经摄入了过量的糖分和脂类。

即使肚子饿了，也要避免"狼吞虎咽"，而是尽量花时间慢慢享用食物。为此，我们需要"细嚼慢咽"。因为咀嚼也能刺激饱腹中枢，所以每餐至少要花15min的时间慢慢进食。

要点⑤　警惕"隐形糖"

■有时会不经意地摄入了糖分

提到碳水化合物（糖分），人们很容易联想到米饭、面包、意大利面、点心等常见的食物，但实际上，还有许多我们未曾注意到的"隐形糖"，被在不知不觉中摄入体内。如果您觉得自己"明明很好地控制了糖分，但效果却不明显"，那么请认真检查一下自己是否摄入了这些"隐形糖"。

即便是在建议用餐时首先摄入的蔬菜中，某些如土豆和红薯的根茎类蔬菜中糖分含量也是相对较高的。同样，莲藕、南瓜和蚕豆等蔬菜的糖分含量也不容忽视。

在水果中，香蕉、葡萄、苹果、梨、杧果和柿子都含有较高的糖分。虽然都是香甜可口的水果，但糖水罐头或干果等的糖分含量更高是无可否认的。建议大家选择低糖的水果，如草莓、猕猴桃、李子和覆盆子等。

另外，需要注意的是，市售的运动饮料和蔬菜汁等也含有较高的糖分。

含糖量高的食物清单（主食、点心除外）

南瓜　　　　　蚕豆　　　　　莲藕　　　　菠萝等水果罐头

葛粉面条　　　　　喜瑞尔　　　　蔬菜汁　　　　运动饮料
　　　　　　　　（牛奶泡麦片）

　　　　鱼糕　　　　　　　　　　　膳食补充剂
（如圆筒鱼卷、竹圈鱼糕）　　　　（大豆棒、能量棒、果冻等）

　　容易被我们忽视的是调味品。像沙司、番茄酱、蚝油、料酒及各种调味汁等，有些含有很高的糖分。

　　然而，"寡淡乏味的餐桌"可能会让人兴趣索然。隐形糖并不是"绝对不能食用"，只需要遵循三个"不过量"的原则"不过量食用""不过量添加""不过量使用"就能达到效果。

早、中、晚三餐的聪明吃法

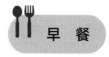 **早 餐** **确保摄入充足的膳食纤维、维生素、矿物质和蛋白质**

想必大家已经注意到，"池谷式最佳饮食方法"所介绍的内容并不难实践。对我们来说，饮食尤其重要，我们没有必要绝对克制自己不去吃想吃的东西或喜欢吃的东西。

以下是关于**"聪明吃"**早、中、晚三餐的建议。

前面已经提到，为了将糖分减半，建议在早餐中减少"主食（糖分）"，增加膳食纤维、维生素、矿物质和蛋白质的摄入量。另外，就像我之前提到的，我的标准早餐是自制果汁、掺有糯米的纳豆饭、以蒸大豆或蒸黑豆作配料的酸奶，以及咖啡（不加糖）。

鲑鱼肉酱

材料（2人份） 盐水鲑鱼罐头：1小罐（90g） 奶油芝士：60g 盐：少许
胡椒粉：少许

制作方法 将鲑鱼罐头连同罐头汁一起倒入碗中，加入奶油芝士、盐、胡椒，用叉子等工具捣碎，搅拌均匀。

要点 本食谱使用的盐水鲑鱼罐头富含能净化血液的EPA，以及可以激活大脑和神经细胞功能的DHA。奶油芝士则含有丰富的蛋白质和维生素A。

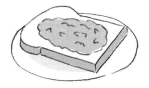

顺便提一下，自制果汁是使用榨汁机将当季的新鲜水果或多种蔬菜榨取的。然后，在果汁中加入大约一小勺特级初榨橄榄油。橄榄油有助于脂溶性维生素的吸收，同时具有良好的抗氧化作用。

这样的早餐，大家都能够轻松地准备好，而且能够提供充足的维生素、矿物质、膳食纤维和蛋白质。既能抑制血糖的不必要波动，又能让您不会感到饥饿。

早餐时，如果还想再吃点儿别的东西，可以尝试将用鲑鱼罐头制作的"肉酱"涂在薄片吐司上食用。

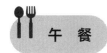 **午 餐** **即使是便利店食品也没问题！**

虽然想要减肥或者非常关注健康，但有时候确实无法自己准备午餐。我们经常听到有人说，在兼职或上班时"不知道午餐吃什么才算健康"。

针对这种情况，我的建议是，不妨**轻松地利用一下"便利店食品"**。也许有人会认为"便利店的食物不利于健康"。但事实并非如此。只要选择得当，它也会成为一份不错的"健康菜单"。

在繁忙的诊疗间隙，我也会灵活地利用便利店食物来解决午餐问题。这样做的好处是可以在有限的时间内，轻松高效地完成午餐。

我的标准搭配是一份沙拉与一份肉类或鱼类等富含蛋白质的配菜。尤其是在午餐时，我会特别注意确保摄入足够的蔬菜和蛋白质。

在沙拉中，我会加入金枪鱼、煮鸡蛋或豆腐，以确保摄入足够的蛋白质。有时也会用蔬菜汤来代替沙拉。

至于蛋白质类配菜，我会选择生姜烤猪肉、沙拉鸡肉或关东煮等。有时也会把家里做的奶酪和蒸大豆装在容器里带到单位，然后把它们作为配料加在便利店的沙拉或配菜上食用。

清蒸黄豆粉丝汤+鸡肉沙拉

在粉丝汤中加入蒸黄豆，作为便利店购买的沙拉或鸡肉沙拉的配菜。这道菜不仅营养均衡，而且也能让人有饱腹感。

便利店的沙拉+生姜烤猪肉

只要在便利店购买的沙拉上加上生姜烤猪肉即可。即使不加其他配料或调料，味道也足够美味。再加一个煮鸡蛋也是不错的选择。

就我而言，即使在午餐时，我也不会主动摄入糖分。

因为我想在晚饭时享用米饭或意大利面，还想吃一些甜食作零食，所以要为它们"留肚子"。

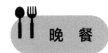 **晚餐** 　可以简单，但要增加品类

忙完一天的家务或工作后，终于可以松口气了。对于家庭主妇们来说，尽管可能需要花费不少时间做晚饭，但晚餐仍然是值得期待的时刻。如果早餐和午餐已经很好地实施了"轻度控制糖分"，那么晚餐就可以享用自己喜爱的食物了。

晚餐时，我也会在不超过限度的情况下，享受米饭、意大利面等食物带来的乐趣。我遵循"蔬菜优先"的原则，并非常注意"食物的摄入顺序"：先吃沙拉或汤，然后是肉类或鱼类的主菜，最后才是米饭。

享受晚餐的关键在于增加菜品的种类。

比如，如果主菜是牛排，可以在周围摆上一些小菜作为点缀，如温拌蔬菜、西芹、煎蘑菇等。这样的搭配不仅能够实现理想的营养平衡，而且看起来更加丰富多彩，也会增添用餐的愉悦感。

餐食可以简单，但要增加一些品类，即使量少也无妨，这样可以极大地提升您的满足感，同时也有助于控制主食（糖分）的摄入量。

甜食　提前预留出一天的"甜食额度"

吃甜食被视为减肥和健康的"禁忌"，这或许是众所周知的常识，但"池谷式最佳饮食方法"却有所不同。

其中也有我个人"喜爱甜食"的原因。我认为不能因为"轻度控制糖分"就完全戒断甜食，这样只会给自己带来不必要的压力。

我建议大家设定一个"甜食额度"。要从整体上考虑一天中摄入的总糖量，而不是每餐的糖分量，只要最终的总量是平衡的，这样就足够了。

我基本上会在早餐和午餐中尽量控制糖分的摄入，以确保我所留出的"甜食额度"，允许自己适量享用甜食。

特别是在下午2～6点的这段时间，是"脂肪不易积存的时间段"（见第106页），因此可以利用这段时间，边喝不加糖的咖啡或茶，边少量享用饼干、巧克力、羊羹等甜食。咖啡和茶不仅糖分含量较低，而且还有望通过咖啡因和儿茶素获得燃烧脂肪的效果。

我经常选择的早餐是"蒸黑豆配酸奶"，我一直认为它是减肥和增进健康效果最好的甜食。

制作蒸黑豆配酸奶非常简单，只需使用市面上出售的蒸黑豆，搭配市售的无糖酸奶即可。这道甜品低糖、高蛋白，同时富含可溶性膳食纤维，堪称"最强健康甜品"。黑豆含有一种名为"花青素"的多酚类物质，具有抗衰老的功效。如果需要增加甜味，可选择加糖的酸奶，或者少量添加蜂蜜。

最后，我们总结出四个原则，帮助我们享用甜食而不发胖，请务必养成这些习惯。

享用甜食而不发胖的四大原则：

① 确保一天中的"甜食额度"；

② 建议在下午2～6点之间适量食用；

③ 搭配黑咖啡或茶；

④ 灵活利用蒸黑豆配酸奶。

营养丰富的"超级食物"！

■彻底清除内脏脂肪的"强力帮凶"

除了上述介绍的饮食方法和推荐的食材之外，接下来还将向大家推荐一些有助于减肥和增进健康的"超级食物"。

超级食物① 儿茶素

虽然我在前面推荐大家在吃甜食时喝黑咖啡和茶，但我要介绍的第一种超级食物是"儿茶素"。

目前，我的体脂率仍然保持在10%～11%，但我曾计划将11.7%的体脂率降低到个位数。然而，尽管我尝试了各种方法，却始终无法成功。正当我认为"这是不可能的……"而几乎要放弃时，偶然了解到茶叶中的儿茶素对健康的益处，并立即进行了尝试。结果一个月后，我的体脂率竟然降低到了10.6%！而我只做了一件事，那就是在坚持池谷式饮食方法的同时，只喝含有儿茶素的饮料。

儿茶素是绿茶中含有的一种植物性"多酚"。它可以通过激活促进脂肪分解和消耗的酶，来提高脂肪代谢，从而具有减少体脂肪的效果。

 超级食物② 糯麦

"糯麦"是大麦的一种，均衡地含有钙、铁、钾、维生素B、蛋白质等元素。其膳食纤维含量约为白米的25倍。

超级食物的关键成分是可溶性膳食纤维"β–葡聚糖"。它不仅能抑制糖类和脂类的吸收，而且还能滋养大肠中的益生菌，从而增加益生菌的数量。

糯麦的口感爽脆、软糯，令人吃后满足感十足，其高含量的膳食纤维，能够延长饱腹感，而热量仅为白米的一半。只需将其与白米一同煮即可享用。

 超级食物③ 西蓝花

被誉为"蔬菜之王"的"西蓝花"，除了富含维生素C、维生素E、维生素K外，还富含叶酸、钾、镁、酶和植物化合物。有报告显示，其中一种名为"硫黄素"的植物化合物具有抗氧化、消炎的作用，同时还具有预防癌症的效果。

 超级食物④　青花鱼罐头

青花鱼富含EPA（二十碳五烯酸）和DHA（二十二碳六烯酸），这两种成分有助于阻碍甘油三酯的合成，并促进脂肪的分解。在改善血液中的脂质平衡的同时，抑制血小板的过度活化，从而抑制动脉硬化的进展。此外，它还能刺激肠壁分泌"瘦身激素"，有望减少内脏脂肪的积累。

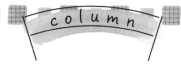

- 专栏 -

偶尔也想吃汉堡和牛肉饭！

即使您已经养成了"轻度控制糖分"的饮食习惯，有时还是会有"想吃汉堡和牛肉饭"的冲动。

我在正文中也提到，过度压抑欲望会导致压力积累，这对身体非常有害，最终可能会因无法忍受而"暴饮暴食"。与其这样，倒不如好好地享受自己想吃的美食。

如果有些东西无论如何都想吃，可以考虑在下午2～6点之间享用。这个时间段被认为是**不容易导致体重增加的"黄金时间"**。

一项动物实验报告显示，存在一种名为BMAL1（生物钟蛋白）的基因，与人体的生物钟相关。该基因能够抑制脂肪的分解，并促使脂肪在体内储存。然而，在下午2～6点之间，BMAL1的功能最弱。相信这个实验结果也可能适用于我们人类。基于这一原理，我们的行动策略是，在储存脂肪的基因处于休息状态时，吃我们想吃的东西。

但是，请务必适量食用。

第五章

最强方法去除双脂

生活方式篇

有效去除体脂肪的"晨间习惯"

■ 小习惯带来大减重!

继"去除双脂"系列的锻炼篇和饮食篇之后,本部分将介绍其他有效减少体内脂肪的生活习惯。

说到"改变生活方式",可能听起来很吓人,但请放心,与锻炼篇、饮食篇一样,只要你用心去做,就没有解决不了的问题。我只介绍一些可以"逐渐"融入日常生活中的小习惯,比如在家里、工作时、外出时等。

然而,尽管这些习惯很简单,但实践与否会有很大的区别。是让体内脂肪继续增加?还是至少要维持现状?抑或减少?这并不是一件复杂的事情,"天下无难事,只怕有心人"。现在就开始行动吧!

108

晨间习惯① 每天早晨称体重

若想有效减掉体内脂肪，了解自己的身体状况比什么都重要，因此应该养成每天称体重的习惯。

如果可以的话，建议大家在早上称体重。因为晚上称体重，会受到当天饮食种类等因素的影响，所以早上的体重才是更接近您的"真实体重"。

早上起来上完厕所后称体重。如果发现早晨的体重比平时增加了，就说明您可能已经开始发胖了。举个例子来说，与其等到增重达到3kg后再去减肥，倒不如在每天的**"轻微增加"中及时进行调整**。

在体重略有增加的日子，尽量"当天进行调整"。尤其要控制糖分或减少可能会导致浮肿的盐分的摄入量，并通过增加活动量的方式进行调整，例如，你可以尝试提前一站下车，然后步行一段路程等。

此外，如果您有一面可以照出全身的镜子（穿衣镜），请每天照镜子查看一下自己的全身。如果没有穿衣镜，可以利用街上的橱窗。同样重要的是，要敢于用这种方式直视自己，随时确认自己的真实状态。

晨间习惯② 按时起床，晒晒太阳

你可能听到过"生物钟"这个词。我们现代人的生物节律是白天活动，晚上睡觉。

掌控这个生物钟的是"时钟基因"。众所周知，当我们按照时钟基因的节奏生活时，全身的代谢效率会提高，促进肌肉合成的蛋白质也会增加。然而，要持续保持时钟基因的节奏与我们的生活节奏完全一致是相当困难的，每次都需要"重置"。

最迅速的重置方法是早上起床后晒晒太阳。为了更有效地进行重置，尽量每天早上在相同的时间起床并晒太阳。据称，如果起床时间偏差超过两个小时，比如在节假日，时钟基因的作用也会减弱。

我们的身体内天生具备一种"睡眠预约开关"，在我们醒来并暴露在阳光下约16h后，这个开关会自动启动，使我们产生困意。

褪黑素分泌旺盛的时间段

在早晨沐浴阳光后大约16h后，"褪黑素"的分泌开始上升。

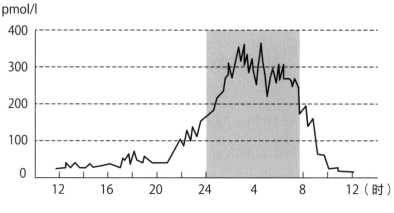

诱导睡眠的是大脑的"松果体"所分泌的一种名为"褪黑素"的激素。通常所说的"晒太阳"，指的是外界光线刺激（太阳光）通过视网膜传达到松果体的过程。这种光刺激能够抑制褪黑素的分泌，促进血清素的释放。白天，褪黑素分泌降低，而血清素分泌增多。相反，到了晚上，血清素的分泌受到抑制，血清素转化成褪黑素。夜间，褪黑素的分泌量会增加数十倍，使人产生睡意。

值得一提的是，褪黑素也是一种抗氧化剂，能够有效抑制低密度脂蛋白胆固醇的氧化和血管糖化。

有效去除体内脂肪的
"最佳睡眠习惯"

■稍加调整，就能享受到熟睡的美妙感觉

"威斯康星睡眠追踪性研究"显示，平均睡眠时间7~8h的人最不容易发胖，而睡眠时间无论是长于或短于7~8h的人，都面临着较高的"肥胖风险"。

在这里，我们将介绍一些有助于您获得7~8h的"优质睡眠"的小技巧，让你睡得更香甜，不会在半夜醒来。

① 在40~41℃的热水中泡澡10min

得克萨斯大学的研究指出，在睡前1~2个小时，使用40~42.7℃的热水泡澡是提高睡眠质量最有效的方法。我建议您在40~41℃的热水中泡约10min，可避免血压急剧上升，提高睡眠质量，减少腹部脂肪，并增强血管功能。

然而，并非所有情况都适合使用"热水"，因此请根据个人身体状况来泡澡，切勿过度。

② 浴后喝一杯凉水

很多人起床后会喝白开水，但我更推荐的是"泡澡后喝一杯凉水"。

泡澡时虽然不容易感觉到，但我们也会出汗，造成体内水分流失，因此需要用冷水进行补充。如果可能的话，冰水会更好。

或许有人会担心"凉水会不会让身体变冷，对身体不好"。但是，若要"减脂"，最好喝冰水。

因为我们的体温是恒定的，喝凉水后，身体会消耗能量将略微降低的体温恢复正常，就像重新将凉水烧开一样。由于这种能量消耗是通过燃烧体内的糖分和脂肪来实现的，因此全身的代谢也会提高。

③ 睡前不玩手机

如前所述，"褪黑素"会对室内光照或智能手机屏幕的亮度产生反应，其分泌量会减少。褪黑素的分泌减少意味着睡意会减退。

如果您在入睡之前长时间待在如便利店般明亮的环境中，或者一直盯着手机、平板电脑或电脑的屏幕，您就会感觉到睡意全无，眼睛也会睁得大大的。因此，在入睡前的一个小时内，建议将卧室光线调暗，并且避免使用电子设备。

④ 傍晚后减少咖啡因的摄入量

咖啡因能够激活交感神经系统，促进脂肪燃烧，对减肥有积极作用。但是，它也会影响睡眠质量，导致我们难以入睡，甚至在夜间醒来。

随着年龄的增长，这种情况往往会更加明显。实际上，我自40多岁起，晚上摄取咖啡因就很难入睡，因此我现在尽量避免摄入咖啡因。

随时随地！轻松去除双脂

 去除双脂的小技巧① 坐在椅子上锻炼核心肌群

平日里大家在家里或办公室等室内度过的时间较长，且很多人都是"长时间坐在椅子上"办公。一项来自澳大利亚的研究显示："与每天坐着时间少于4h的人相比，坐着超过11h的人，死亡风险要高出40%。"为了尽可能减少久坐所带来的危害，我们可以在改善坐姿方面做些文章。

我建议的坐姿是：挺直腰背坐在"无靠背的椅子"上。即使椅子有靠背，也尽量不要倚靠在椅背上。

当您身体向后倚靠在椅背上时，很容易造成背部弯曲，进而导致头部向前伸出，给脖子和肩膀带来相当大的压力。

相反，如果您伸直背部坐在没有靠背的椅子上，头部的重量由肩膀和整个背部支撑，因此颈部受到的压力较小，也不容易引发肩膀僵硬。另外，坐在没有靠背的椅子上，还能增强核心肌群（深层肌肉）的力量。

深层肌肉位于身体内侧，如果这些肌肉强壮，将提高基础代谢率，增加能量消耗。

去除双脂的小技巧② 提踵运动

"提踵运动"是一种可以在家中或办公室进行的简单锻炼。

方法非常简单。只需借助台阶、桌子或墙壁等，轻轻抬起和放下脚跟即可。建议每次进行1～3min，每天完成3组。

这项运动主要伸展和收缩小腿肌肉。小腿也被称为"第二心脏"，它在循环系统中起着泵的作用，对抗重力将血液送回心脏。

这项运动可以增强小腿血管的收缩和舒张能力，进而促进血液泵送功能，有助于缓解血液和淋巴液循环的阻塞，促进脂肪燃烧。

您可以随时随地进行这个动作，比如在厨房做饭、在客厅看电视，或者在街头等待朋友时。甚至在车上，您也可以利用车内的吊环来进行这项运动。

坐在椅子上锻炼核心肌群

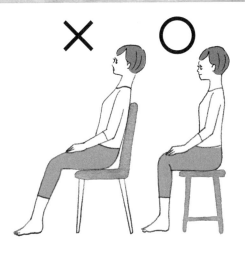

提踵运动

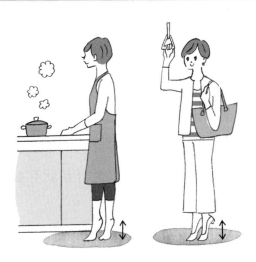

去除双脂的小技巧③　DRAW-IN收腹运动

另一个向大家推荐的是"DRAW-IN收腹运动"。这个运动也可以增强核心肌群（深层肌肉）的力量。具体步骤如下：

① 用鼻子吸气，使腹部充分膨胀，然后通过嘴巴呼气，尽量收缩腹部。

② 保持腹部像是在用力向肚脐方向收紧的感觉，持续浅呼吸3s，然后慢慢回到原位。

锻炼深层肌肉有助于提升胸部肋骨和收紧腹壁，进而将因内脏脂肪过多而下垂的内脏器官收纳在它们应在的位置，从而改善其功能和代谢。

悄悄告诉您，当别人总是盯着我的肚子看的时候，其实我也有点儿紧张！所以我从平时开始就有意识地坚持进行DRAW-IN收腹运动。

去除双脂的小技巧④　做家务也是一种很好的锻炼方式

实际上，家务是一项相当繁重的工作。我们可以稍微提升平时家务的强度，将其变成一种锻炼。例如，增加擦拭窗户和地板的频率，彻底清洗卫生间，或者在做菜时，腹部用力多颠几下炒菜锅，这样做不仅可以让家变得干净整洁，还可以减少体脂肪。

我也要求自己每天晚上洗完澡后将浴缸清洗干净，并每周都会对家里二楼的每一寸地方进行彻底清扫。

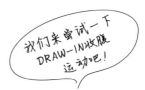

我们来尝试一下DRAW-IN收腹运动吧！

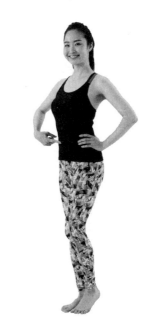

有效去除体脂肪的"心理习惯"

1 给镜子中的自己一个微笑

我们的大脑具有"共情力"，能够与周围的人共享喜怒哀乐的情绪。此外，我们还拥有"镜面神经元系统"，它能像镜子一样映照对方的表情或动作，并将其理解为自己的表情或动作。

早上洗漱完毕后，请对镜子中的自己微笑一下。即使不想笑，试着假笑也没关系。即便是假笑，大脑中的神经元也依然会做出反应，不经意间，您的心情会变得积极起来，笑容也会自然而然地展现出来。

2 即使待在家里也要打扮整齐地照照镜子

很多人在不打算出门的时候，可能会整天穿着睡衣或者宽松的内衣，但这样会让人的身心状态变得懒散。

在家里活动时，也要尽量保持衣着整齐，这样，即使有意外访客也不会感到尴尬。

有时，哪怕只是为了换换心情，我们也应该穿上外出时的时尚衣服，化妆打扮，佩戴上饰品，在镜子前站一站。"要让别人觉得自己漂亮。要让别人觉得自己很帅"，**不要忘记这种"爱美之心"是至关重要的**。

💜 3 偶尔出去和朋友见见面，享受"文化日"

为了保持"爱美之心"，偶尔也要到街上潇潇洒洒地走一走。收腹挺胸，步幅稍微放大一点，这也是一种小小的锻炼。

保持良好的紧张感和对"周围目光"的敏感度绝对能让人变得更美丽。

如果条件允许，约上无话不谈的好友聊聊天也是个不错的选择。**"天马行空的聊天"是释放压力的特效药**。如果你们不方便见面，也可以利用智能手机或平板电脑开个"视频茶话会"。当你们在现实生活中相聚时，如果想让对方看到更漂亮、更帅的你，那么"去除双脂"的动力也会进一步提高。

激发求知欲和上进心是调整心态和生活节奏的另一种方式。**尝试安排一个文化日，通过参观博物馆或艺术馆去**

"接触真迹"。

我们的大脑中有一个被称为"奖励系统"的神经回路。当我们取得成就、心怀感动或放声大笑时，大脑会释放出多巴胺和内啡肽等让人快乐的物质，这会让我们感到更加振奋，变得积极乐观。

正如我反复提到的，当然要避免大声叱喝，并且要像往常一样勤洗手，做好消毒。

❤ 4 睡前表扬一下自己

当我们感到压力或情绪低落时，往往会倾向于否定自己。为了调整这种情绪，躺在床上时，逐一列举自己今天努力做的事情，表扬一下自己。

无论是多么微不足道的事情，都要夸奖自己，比如说，"太棒了！""做得好！"这样做可以帮助您保持健康的自尊心，重拾自信。

❤ 5 利用腹式呼吸调节自主神经

如果你感到"莫名其妙的不舒服"，比如手脚冰凉、颈肩僵硬酸痛、头疼、难以入眠、总觉得郁闷，这可能是自主神经的平衡发生了紊乱。如果生活不规律或缺乏运动，会导致主导活动的交感神经持续兴奋，肌肉会变得紧张僵硬、酸痛，或者血流不畅，人无法放松下来。在这种情况下，可尝试反复进行缓慢的腹式深呼吸，促使主导休息的副交感神经活跃起来，来缓解身心的紧张。

坐在椅子上做腹式呼吸

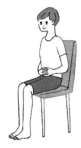

① 双手重叠放在肚脐下方。

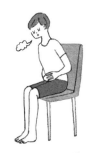

② 用嘴慢慢呼气，持续8s。这时，身体稍微前倾，同时收腹。

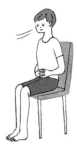

③ 然后，在挺起上身、鼓起腹部的同时，用鼻子慢慢吸气4s。吸气结束后，屏住呼吸2～3s。重复②③的步骤3次。

结　语

　　我觉得对于"去除双脂"法的应用方式，可能是多种多样的。有些人可能会拿这本书逐步开始实践。而另一些人可能会选择先一口气阅读全部内容，然后再付诸实践。无论哪种情况，我想您对减肥和促进健康的看法可能已经有所改变。

　　并不像您曾经认为的那样，减肥并不是苦行僧般的生活，可以吃自己喜欢的食物，比如甜食。甚至偶尔喝点儿酒也没关系，我觉得这样压力会小一些。

　　毕竟，我也热爱美食和美酒，所以我首先考虑的是设计出一种能让自己轻松养成习惯且能乐在其中的方法。

　　话虽如此，如果不产生效果，也就没有意义了。从我作为医生的学习和经验出发，我认真考虑了这一点。因此，我相信大家或多或少都会有自己的收获。

　　"去除双脂"的特点是无痛苦、无压力，而且不易"反弹"。

本书所介绍的方法，无论是饮食方式、运动方式还是生活习惯，都不是特别难以做到。只要每天坚持，体内的脂肪自然会减少，你甚至不需要刻意去想，它会在不知不觉中变成"理所当然的习惯"。

我们都渴望长寿，但不希望是"带病"的长寿。

即使您自认为"还没有什么太大的问题"，但皮下脂肪、内脏脂肪、异位性脂肪等体内脂肪正在悄然积聚。

何时开始"去除双脂"与年龄无关。我相信，无论您年纪多大，都能获得自己想要的效果。

我认为，要想过上"幸福的百岁生活"，最重要的是带着微笑，永葆青春。若要保持年轻活力，笑口常开，请务必认真应对体内脂肪。

如果能够养成"去除双脂"的习惯，我相信您的笑容一定会更加灿烂，也会变得更加年轻充满活力。

池谷敏郎

[延伸阅读]

1　《即使过了50岁，体脂肪率仍为10%名医教授的去除内脏脂肪的最强方法》
　　池谷敏郎（东洋经济新报社）

2　《15天内肚子瘦下去无反弹名医的瘦肚子法》池谷敏郎（KADOKAWA）

3　《控制体内的"炎症"，就不会生病！》池谷敏郎（三笠书房）

4　《代谢决定一切瘦身·不老·提高免疫力》池谷敏郎（角川新书）

5　《图解有趣到睡不着觉的体脂肪那些事儿》土田隆（日本文艺社）

【作者简介】

池谷敏郎

日本著名心血管专家

1962年，池谷敏郎出生于日本东京都。自东京医科大学医学院毕业后，他深入东京医科大学附属医院第二内科，专注于血压和动脉硬化的研究。1997年，他成为池谷医院的理事长兼院长，全身心投入心脏内科工作，并在内科和循环系统科领域有着很深的造诣。如今，他仍活跃在临床一线，持续为患者提供医疗服务。

作为血管、血液、心脏等循环器官疾病的权威，池谷敏郎在多个领域都备受瞩目。无论是在电视节目上，还是在杂志、报纸的专栏，甚至是各类演讲活动中，他都以深入浅出的方式，向大众普及医学知识，赢得了广泛的赞誉和好评。

正文排版	朝田春未
摄　影	羽根庆（株式会社七彩工房）
造　型	竹下清人（株式会社彩工房）
发型化妆	山内喜美子（MIX）
模　特	牛居澪子（SOS MODEL AGENCY）
正文插图	杉山炭奈子
编辑助理	大前真由美

"NAIZO SHIBO" MO "HIKA SHIBO" MO MIRUMIRU OCHIRU!

1NICHI 3PUN "DOUBLE SHIBO HAGASHI"

Copyright © 2022 by Toshiro IKETANI

All rights reserved.

First original Japanese edition published by PHP Institute, Inc., Japan.

Simplified Chinese translation rights arranged with PHP Institute, Inc., Japan.

through Shinwon Agency Co.

© 2025, 辽宁科学技术出版社。

著作权合同登记号：第 06-2024-24 号。

图书在版编目（CIP）数据

内脏脂肪减脂术 / （日）池谷敏郎著；张军译 .

沈阳：辽宁科学技术出版社，2025. 3. -- ISBN 978-7
-5591-4013-5

Ⅰ . R161-49

中国国家版本馆 CIP 数据核字第 2024ZH3573 号

出版发行：辽宁科学技术出版社

（地址：沈阳市和平区十一纬路 25 号　邮编：110003）

印　刷　者：辽宁新华印务有限公司

经　销　者：各地新华书店

幅面尺寸：145mm×210mm

印　　张：4

字　　数：250 千字

出版时间：2025 年 3 月第 1 版

印刷时间：2025 年 3 月第 1 次印刷

责任编辑：朴海玉

版式设计：袁　舒

封面设计：周　洁

责任校对：王玉宝

书　　号：ISBN 978-7-5591-4013-5

定　　价：58.00 元

联系电话：024-23284367

邮购热线：024-23284502